体育与健康

张培竹　雷莉莉　付治国　主编

吉林科学技术出版社

图书在版编目（CIP）数据

体育与健康 / 张培竹，雷莉莉，付治国主编 . -- 长
春：吉林科学技术出版社，2021.10（2023.4重印）
ISBN 978-7-5578-8818-3

Ⅰ. ①体… Ⅱ. ①张… ②雷… ③付… Ⅲ. ①体育②
健康教育 Ⅳ. ① G8 ② R193

中国版本图书馆 CIP 数据核字 (2021) 第 199583 号

体育与健康

TIYU YU JIANKANG

主　　编	张培竹　雷莉莉　付治国	
出 版 人	宛　霞	
责任编辑	王维义	
封面设计	李　宝	
制　　版	宝莲洪图	
幅面尺寸	185mm×260mm	
开　　本	16	
字　　数	260 千字	
印　　张	12	
版　　次	2021 年 10 月第 1 版	
印　　次	2023 年 4 月第 2 次印刷	
出　　版	吉林科学技术出版社	
发　　行	吉林科学技术出版社	
地　　址	长春净月高新区福祉大路 5788 号出版大厦 A 座	
邮　　编	130118	

发行部电话/传真　0431—81629529　　81629530　　81629531
　　　　　　　　　　 81629532　　81629533　　81629534

储运部电话　0431—86059116

编辑部电话　0431—81629520

印　　刷	北京宝莲鸿图科技有限公司	
书　　号	ISBN 978-7-5578-8818-3	
定　　价	50.00 元	

前　言

　　生命在于运动是一个不变的真理，合理运动是一个人必须的健康保障，因此当代的人们对运动越来越重视。人们的健康生活与锻炼是息息相关的，健康是一种自我的约束、是自身风貌的培养。在健康中国行动的背景下，国家越来越重视以体育健身来促进人民的健康发展，也相继出台了一系列关于全民健康相关的文件和纲要。

　　体育与健康密不可分。随着我国教育事业的不断发展，高校大学生体育与健康受到越来越多人的关注。大学生是祖国的未来，他们的身心健康关乎祖国的发展，所以高校在培养大学生专业技能的同时，也应该注重他们体育健康教育的培养。体育锻炼不但能够增强体质，促使大学生的心理健康发展，而且能够提高他们的社会适应力，促进社会交往和增进友谊，实现生理，心理，社会交往的三重健康。

　　本书以《全国普通高等学校体育课程教学指导纲要》为指导，本着"以人为本、健康第一"的原则，系统地阐述了体育运动与健康的基本理论知识，对一些基本的体育技能作了详尽的描述，使学生在了解基本理论的基础上，能科学地进行体育锻炼，提高自己的运动能力。内容包括体育与健康、体育锻炼与运动处方、体育竞赛编排方法、田径运动、球类运动、武术。既可作为普通高等院校公共体育课的教材，也可作为体育教育专业学生、广大体育理论研究者的参考书。

　　本书在编写过程中参考、引用和借鉴了一些书籍、资料，在此向有关作者致以谢意！由于编写人员水平有限，加之时间仓促，书中难免存在不足之处，望广大读者给予批评指正。

目 录

第 一 章　体育与健康

第一节　体育与体育教学

一、体育

（一）体育的概念

体育的概念是随着人类认识活动的逐步深入而逐渐变化的，尤其是随着现代生产生活方式和人文环境等客观环境条件的变化，体育的性质、内容、范围、对象以及时空关系也在不断地进行自我完善。根据我国体育发展的特点和规律，体育可分为广义体育和狭义体育。

1. 广义体育

广义体育是以身体练习为基本手段，以增强体质、增进健康、促进人的全面发展、丰富社会文化生活和促进精神文明建设为目的的有意识、有组织的教育过程和社会文化活动。它包括体育与体育教学、竞技运动和身体锻炼三个方面的内容，是一种特定的社会文化现象，属于社会文化教育的范畴，受社会政治和经济的制约，并为社会政治和经济制度服务。

2. 狭义体育

狭义体育是指促进身体发展、增强体质，传授身体锻炼的知识、技术和技能，培养道德和意志品质的教育过程。它是教育的组成部分，也是培养全面发展的人才的一个重要方面。

（二）体育的分类

广义的体育可分为学校体育、社会体育和竞技体育三类。

1. 学校体育

学校体育是指在各级各类学校中开展的，通过身体活动增强学生体质，并传授身体锻炼的知识、技术、技能，培养学生的道德和意志品质的有目的、有计划的教育过程。学校体育的目的是完善学生的自身发展，使学生具有良好的体质，掌握体育锻炼的相关知识、技能，使其终身受用。学校体育具有鲜明的教育性、健身性。

2. 社会体育

社会体育也称为大众体育、群众体育，是指为了达到强身健体、医疗保健、休闲娱乐等目的而进行的内容广泛、形式多样的体育健身活动，具有一定的健身性、休闲娱乐性及灵活自主性。社会体育作为我国体育事业的重要组成部分，关系到人民体质的增强、健康水平的提高和生活质量的改善，对现代社会的发展具有重要意义。

3. 竞技体育

竞技体育亦称竞技运动，是为了最大限度地发挥人在体格、体能、心理及运动能力方面的潜力，为了取得优异竞赛成绩而进行的科学、系统的训练和竞赛活动，既具有对抗性、竞争性和娱乐观赏性，又具有规范性、组织性、国际性及公认性，还具有一定的教育意义，有利于推广普及全民健身活动。

（三）体育的产生与发展

体育作为人类有目的、有意识的社会活动，是为了适应社会需要和人的生理、心理需求而产生的，其主要产生于生产劳动的过程中。然而由于原始社会生产力水平低下，人们还没有明确的社会职能分工，各种社会活动尚处在萌芽状态，原始社会的体育与教育、军事、医疗卫生、娱乐及宗教祭祀等活动相互关联，相互促进和发展。体育活动正是在人类生存进化的漫长过程中孕育、发展起来，并逐步独立于其他体系，逐渐呈现出竞技的形式，表现出多功能、多元化的形式及特点。

体育运动从萌芽阶段到逐渐成熟的过程中，一直伴随着人类的社会需要而成长、发展，它始终是人类作为满足自身生存、享受和发展需求的一种社会活动。现代体育正在朝着多样化的方向发展，如促进世界和平、民族团结、现代社会文明健康和谐发展，满足人类的生存与发展需求等。

（四）体育的功能

体育的功能是指体育在社会进步和人类发展过程中所产生的各种效益的状况。随着社会的发展，人类对体育多元化需求层次不断提升，体育的功能也在逐步完善和发展。其功能可分为生物功能和社会功能。

1. 生物功能

体育的生物功能主要表现为健身养生、健美及健心三个层次。

（1）生命在于运动。体育运动能促进各器官与系统的生长发育，促进人体各组织结构与机能的改善，还可全面增强身体素质，提高人体基本的活动能力、适应自然和抵抗疾病的能力，达到防治疾病、强身健体、延年益寿的目的。

（2）通过体育锻炼塑造出来的健康美具有恒久的魅力。参加体育活动可以塑造形体美、姿态美、健康美，使整个机体表现出蓬勃向上、充满朝气、青春飞扬的健康活力。

（3）体育锻炼可以培养人的心灵美，调节人的情绪，培养人良好的心理素质和高尚的道德情操。

2．社会功能

体育的社会功能主要表现在教育、政治、经济、娱乐、社会情感五个方面。

（1）体育是教育的重要组成部分，是培养全面发展的人才的重要手段。体育可以培养良好的道德品质，培养全面发展的人才，从而提高民族素质。现代体育融健身娱乐于一体，其教育功能早已扩展到整个社会，并在不断优化的过程中整合出新的内涵。

（2）体育既受政治制度的制约，也为一定的政治服务。体育可使国家扩大国际影响，振奋民族精神；发展国际文化，服务外交事业；加强民族团结，促进国家统一和世界和平。

（3）体育既受国家经济发展的制约，也为国家的经济发展服务，这是现代体育发展的主要特点和趋势。体育能强身健体，提高劳动者的工作效率，促进产业及科学事业的发展。体育产业作为一种新兴产业，以其独特的魅力和广阔的市场引起经济界的高度重视。体育旅游、体育表演、体育建筑和其他体育经营产业正以"朝阳产业"的姿态成为国民经济新的增长点，并不断彰显自身独有的风采和魅力。

（4）体育为社会提供了娱乐场所，促进了文化形态的发展，满足了人们的精神需要，越来越受到人们的青睐。伴随着休闲体育时代的来临，它给人类提供全新的娱乐享受、减压和宣泄的方式，在促进家庭和睦、愉悦心情等方面带来了新的社会体验。例如，参加户外体育活动可以调节生活，享受大自然的乐趣，促进人际关系和谐。

（5）体育可以促进社会心理的稳定性，还可净化国民情感，激发民众的爱国热情。体育活动向来被人们视为加强人际交往及国际沟通的平台。

二、高等学校的体育

（一）高等学校体育的基本内容

教育部 2002 年颁布的《全国普通高等学校体育课程教学指导纲要》（以下简称

《纲要》）指出了体育课程的性质："体育课程是大学生以身体练习为主要手段，通过合理的体育与体育教学和科学的体育锻炼过程，达到增强体质、增进健康和提高体育素养为主要目标的公共必修课程；是学校课程体系的重要组成部分；是高等学校体育工作的中心环节。"

《纲要》中还指出："体育课程是寓促进身心和谐发展、思想品德教育、文化科学教育、生活与体育技能教育于身体活动并有机结合的教育过程；是实施素质教育和培养全面发展的人才的重要途径。"

未来的身体健康教育绝不仅仅是单纯的生物本能性的运动锻炼，而是需要在潜移默化中赋予其丰富的思想和文化内涵的健康教育理念，实现生物人向社会人终极转变的载体和媒介，最终实现人类的健康、全面发展。在此过程中，体育理念也随着人的认识及思维理念上的转变而不断更新。因此，高等院校体育与体育教学必须树立"以人为本，健康第一"的教育理念，从而达到健身育人的教育目的。

（二）高等学校体育课程的教学内容体系

世界卫生组织认为，健康是人的生理、心理、社会适应及道德同时达到完满的状态。因此，高等院校在体育与健康课程设置上将体育与健康教育两者有机结合，系统地从生理、心理、社会适应及道德层面综合增进学生的健康发展，是未来社会发展的需要，也符合"健康第一"的教育指导思想。

1. 注意体育与体育教学、健康教育二元有机结合

传统体育教学主要以增强学生体质为指导思想，偏重于从生物学角度研究人的生理健康或生物体能的提高，忽视心理健康和社会适应这两个问题。而完善的体育和健康教育体系应包括生理健康、心理健康、社会适应状况良好及道德健康四个维度，注重体育教学环节中健康教育思想的渗透，使二者能有机结合。

2. 培养学生的体育能力

高校体育应在教学实践与探索过程中解决学生未来健身需要的问题，即培养学生建立由学校体育转向终身体育的理念和行为模式。体育理论课的内容设置不但传授现实体育锻炼知识，还要积极探索传授未来社会所需的相关内容，找到高校体育与终身体育的对接点。未来社会，人们对健康的追求会更为迫切。教学过程中也要考虑如何将身体健康教育、心理健康教育、社会健康教育及学生道德品质教育有机统一，通过体育教学实现教学效果的最优化，达到最佳的教育目的。

3. 注重加强学生的健康教育

"养生之道，常欲小劳，但莫大疲及强所不能堪耳。且流水不腐，户枢不蠹，以其

运动故也"的道理不言而喻,但是对自身而言却很难合理把握,也就更谈不上养成终身体育锻炼的习惯了。以人类现有的生活方式来说,人类面临的健康问题并非单纯依赖新医新药、新型医疗器械就能够解决;也不能依靠转基因、克隆这些先进的技术去完善、去弥补人类生活中的不足和缺憾;更不能寄希望于机器人、智能人这样的外界物质帮助人类构建、规划完美人生。人的体质发展需要靠积极主动的自觉行为去维护,而非强迫自己或者完全依赖外力。

4. 注重体育人文精神的培养和熏陶

体育作为一种群众广泛参与的社会活动,不仅可以增强人民体质,而且有助于培养人们勇敢顽强、超越自我的品质,有助于培养人们迎接挑战的意志和承担风险的能力,有助于培养人们的竞争意识、协作精神和公平观念。事实上,健康的体育人文精神培养和人格塑造是新时期体育与体育教学应发挥校园体育文化建设作用的必然选择。

第二节　健康地生活和学习

一、健康

（一）健康的概念

世界卫生组织很早就提出"21世纪人人健康"的口号,但在高速度、快节奏的现代社会中,人类的健康发展面临着诸多挑战。大学生要灵活化解生活和学习中的压力,不仅要具有丰富的知识储备和文化积淀,更要为具备足够的生命长度和生命宽度做好心理、生理、社会适应等方面的多重准备,为成为符合21世纪人才发展战略要求的全方位、多维度、复合型人才而努力。

健康是一个极具时代特征的综合概念。世界卫生组织在对健康的内涵和外延进行了不断的丰富和完善后,于1989年将健康的概念调整为:"健康应包括躯体健康、心理健康、社会适应良好和道德健康。"由此概念得出,评价一个人的健康状况需综合考虑这四个方面。

（二）健康的标准

世界卫生组织提出的人体健康的十条标准如下:

（1）精力充沛,能从容不迫地应付日常生活和工作的压力而不感到过分紧张。

（2）处事乐观,态度积极,乐于承担责任,不挑剔。

（3）善于休息,睡眠良好。

（4）应变能力强,能适应环境的各种变化。

（5）能够抵抗一般感冒和传染病。

（6）体重适当,身材匀称,站立时头、臂、臀位置协调。

（7）眼睛明亮,反应敏捷,眼睑不发炎。

（8）牙齿清洁,无空洞,无疼痛,齿龈颜色正常,无出血。

（9）头发有光泽,无头屑。

（10）肌肉、皮肤富有弹性,走路轻松有力。

世界卫生组织提出衡量身心健康的八大标准,即"五快"（衡量身体健康）、"三良好"（衡量心理健康）。

（1）食得快。进食时有很好的食欲,不挑食,不偏食,能快速吃完一餐饭,没有难以下咽的感觉;吃完后感到饱足,没有过饱感或不饱的不满足感。这说明口腔和内脏功能正常。

（2）便得快。一旦有便意时,能很快排泄大小便,且感觉轻松自如,在精神上有一种良好的感觉,说明胃肠功能良好。

（3）睡得快。上床能很快入睡,且睡得深,醒后精神饱满,头脑清醒。

（4）说得快。语言表达正确,说话流利。这表示头脑清醒,思维敏捷,中气充足,心、肺功能正常。

（5）走得快。行动自如、转变敏捷。这证明精力充沛旺盛。

（6）良好的个性。性格温和,意志坚强,感情丰富,具有坦荡胸怀与达观心境。

（7）良好的处世能力。看问题客观现实,具有自我控制能力,适应复杂的社会环境,对事物的变迁能始终保持良好的情绪,能保持社会外环境与机体内环境的平衡。

（8）良好的人际关系。待人接物能大度和善,不过分计较;能助人为乐,与人为善。

（三）影响健康的因素

影响人类健康的因素是多方面的,既有遗传、环境、卫生因素,又有心理、生活习惯等相关因素,归结起来可以概括为以下几个方面:

1. 环境因素

环境是影响人体健康的重要因素,包括自然环境和社会环境。自然环境是人体生存的物质基础,良好的自然环境对人体健康有促进作用;社会环境是指由政治、经济、文化、教育等因素构成的社会系统。

2．生物因素

生物因素主要指影响人体健康的先天遗传因素和后天获得的各种致病因素，如各种病原微生物、寄生虫等。遗传是指亲代的特征通过遗传物质传递给后代的过程。DNA 是遗传的物质基础，遗传基因决定了人体各种遗传性状。目前已发现 5000 多种遗传病。随着科学技术的发展，一旦明确各基因功能，解密其基因组编码，未来有望治愈人体的遗传性疾病。

3．心理因素

人的心理因素与健康长寿有着密切的关系，积极的心理因素是健康长寿的一个重要因素。人在愉快时，由于脑内内啡肽分泌增多，脑细胞活力得到保持，大脑功能得以改善，从而增强了免疫功能，提高了机体防病和治病的能力；如果闷闷不乐，常常处于忧虑、紧张和压抑的精神状态中，便容易引起疾病，而疾病又容易导致不良情绪，如此反复，形成恶性循环。

4．行为和生活方式因素

行为和生活方式对人体的影响具有潜袭性、累积性、经常性、广泛性和持久性等特点。不良的行为和生活方式范围广泛，如不合理饮食、吸烟、酗酒、缺乏体育锻炼、药物成瘾等。改变引起疾病的不良行为和生活方式，养成健康的行为和生活方式，是保证身心健康、预防现代疾病的重要因素。

5．卫生服务因素

卫生服务主要是向个人和社区提供范围广泛的促进健康、预防疾病的医疗与康复服务，以保护和改善人体健康。健全的医疗卫生机构、完备的服务网络、一定的卫生投入以及合理的卫生资源配置可以促进健康。

二、亚健康

（一）亚健康的概念

20 世纪 80 年代苏联学者布赫曼（N.Berkman）研究发现，人体除健康和疾病状态外，还存在一种既非健康又非疾病的中间状态，被称为"第三状态"。这一概念被王育学教授引入并创立亚健康理论，之后国内许多学者不断开展理论和实践研究，并将亚健康的内涵和外延进行提升和扩展，提出适合中国人群特点的亚健康概念和亚健康症状表征。赵瑞琴等指出，亚健康也称灰色状态、亚临床期、临床前期、潜病期及不定陈述综合征等，包括无临床症状或症状感觉轻微，但已有潜在的病理信息。

中华中医药学会亚健康中医临床研究指导小组起草发布的《亚健康中医临床指

南》将亚健康状态界定为：亚健康是健康与疾病之间的中间状态，其特征为在内外环境不利因素的长期作用下，持续3个月以上反复出现不适状态或适应能力显著减退现象，同时无明确疾病诊断，或有明确诊断但所患疾病与目前不适状态或适应能力减退现象没有直接因果关系。

（二）亚健康的成因及症状表现

1.亚健康状态的成因

亚健康状态是指由于心理、生理、社会等因素造成人体的神经、内分泌、免疫系统整体协调失衡、功能紊乱，导致机体的内稳态和阴阳平衡出现失调，从而引起机体出现暂时的不稳定状态的现象。因此，亚健康的成因大致可归纳为心理、生理、社会环境等因素综合影响机体的健康、协调发展。

（1）中医研究指出，个人的体质状态与体质类型有很大的关系。不良、偏颇体质的人不但处于躯体亚健康状态，而且心理状态也多不健康。

（2）亚健康的发生与个体的性格、个性等心理因素有关。一般个体的认知模式、认知理念等都在某种程度上反映机体的心理水平，心理不健康者对社会变化的适应能力较差，因此敏感、内向、多疑者出现亚健康的频率较高。

（3）生存危机、家庭责任、工作压力等社会因素经常使现代人有不堪重负的感觉。长期处于这种高压之下，对身心两方面的健康都会产生一定的危害，其结果将导致亚健康甚至疾病的出现。

（4）三高饮食（高热量、高脂肪、高蛋白），缺乏运动，再加上吸烟、饮酒、熬夜等不良生活方式，都将在某种程度上影响机体的健康水平，使得目前人群发生亚健康的几率明显增加，并呈现年轻化的发展态势。总之，导致亚健康状态产生的原因并非是单一因素作用的结果，很可能是个人本质的"禀赋"，加上外界负载在人们身上的各种隐形"压力"和"负担"，综合造就了亚健康状态的出现。

2.亚健康状态的临床症状表现

亚健康状态的临床表现主要有以下三种：

（1）躯体亚健康，以疲劳、睡眠紊乱或疼痛等躯体症状表现为主。

（2）心理亚健康，以抑郁寡欢、焦躁不安、急躁易怒、恐惧胆怯、短期记忆力下降、注意力不集中等精神心理症状表现为主。

（3）社会交往亚健康，以人际交往频率减低、人际关系紧张等社会适应能力下降表现为主。

上述三项中的任意一项持续发作3个月以上，并经过系统的检查排除可能导致上述表现的疾患者,可判为躯体、心理或社会交往亚健康。但是亚健康状态的发生及表现不是单一方面的, 它是多方位、综合性的,具体在躯体、心理或社会适应等方面都出现不适应症状。

（三）亚健康诊断标准与方法

国内外针对亚健康状态的测评方法主要有五类,分别为体质测量法、血液生化检测法、健康评估法、症状标准评价法和问卷评定量表,在此并不作详细介绍。目前我国医学界普遍接受的亚健康诊断参考标准如下:

（1）持续3个月以上反复出现不适状态或适应能力显著减退,但能维持正常工作。

（2）无重大器官器质性疾病及精神心理疾病。

（3）尽管有明确的具有非重大器官器质性疾病或精神心理疾病诊断,但无须用药维持,且与目前不适状态或适应能力的减退无因果联系。

🛡 知识拓展

亚健康简易评定量表

下面提供一种简单易操作的亚健康诊断方法。以下30项现象中,您感觉自己存在6项或6项以上,则可视为进入亚健康状态。

（1）精神焦虑,紧张不安。　　（2）忧郁孤独,自卑郁闷。

（3）注意力分散,思维肤浅。　　（4）遇事激动,无事自烦。

（5）健忘多疑,熟人忘名。　　（6）兴趣变淡,欲望骤减。

（7）懒于交际,情绪低落。　　（8）常感疲劳,眼胀头昏。

（9）精力下降,动作迟缓。　　（10）头昏脑涨,不易复原。

（11）久站头晕,眼花目眩。　　（12）肢体酥软,力不从愿。

（13）体重减轻,体虚力弱。　　（14）不易入眠,多梦易醒。

（15）晨不愿起,昼常打盹。　　（16）局部麻木,手脚易冷。

（17）掌腋多汗,舌燥口干。　　（18）自感低烧,夜常盗汗。

（19）腰酸背痛,此起彼安。　　（20）舌生白苔,口臭自生。

（21）口舌溃疡,反复发生。　　（22）味觉不灵,食欲不振。

（23）反酸嗳气,消化不良。　　（24）便稀便秘,腹部饱胀。

（25）易患感冒,唇起疱疹。　　（26）鼻塞流涕,咽喉疼痛。

（27）憋气气急,呼吸紧迫。　　（28）胸痛胸闷,心区压感。

（29）心悸心慌,心律不齐。　　（30）耳鸣耳背,晕车晕船。

（四）亚健康干预方法

1.认知行为疗法

现代社会已进入到"生活方式时代"，人类面临的最大挑战是不健康行为和生活方式对机体造成的危害。当然，健康生活方式的建立并非依靠新医新药、新型医疗器械就能够解决，但不健康行为和生活方式确实与疾病发生存在微妙的因果关系，某种意义上是疾病发生的预兆和前因，也是预防疾病、促进健康的首要改善环节。

2.运动疗法

运动疗法作为治疗亚健康的主要方法之一，正越来越受到重视。它被视为一种健康积极的康复治疗方法。当前体育锻炼被认为是促进健康的有效的手段和方法之一。

3.心理疗法

有研究表明，采取一定的心理疗法对于亚健康的缓解和改善有良好的促进作用。亚健康者多不能及时、灵活地适应周围环境的变化，或应付"危机"的能力较差，使自身处在一种"身心不和谐""内稳态不平衡"状态之中，此时就需通过多种途径或手段进行调节，如加强亲人间关怀、寻求心理医生疏通指导等。

4.中医疗法

中医对亚健康状态者的治疗多采用针灸、导引、推拿、按摩、中草药补剂治疗等方法，给予体外调整和体内调和，达到扶正祛邪、平衡阴阳、调节脏腑气血功能的目的，从而使机体各脏腑组织器官的功能调节到或接近最佳生理状态。

此外，还有行为干预、营养、免疫疗法等，这些疗法都可以同健康教育相结合，以促进亚健康状态的改善。

第三节　体育运动与身心健康

一、体育运动与身体素质

身体素质包括速度、力量、耐力、灵敏和柔韧性等几方面，可以通过体育运动来发展和提高身体各方面的素质。

（一）速度素质及其发展

速度素质是指人体进行运动的能力。速度素质的发展分为反应速度、动作速度和位移速度发展三个方面。进行速度练习时，应在精力充沛、中枢神经较兴奋的状态下进行，使肌肉、神经调节与物质代谢有机地结合起来；练习时要保持放松、协调；练习的强度要接近极限强度，方能取得较好的锻炼效果。

1. 反应速度

反应速度是指人体对外界刺激反应的快慢。反应速度可以运用各种突发信号进行练习，如短跑时从听到发令到起跑的时间。球场上千变万化，每一次变化就是一次信号，因此，采用踢球时的急起、急停等都是练习反应速度的较好方法。

2. 动作速度

动作速度是指人体完成某一动作的快慢。动作速度主要是通过增加动作幅度和难度的方法来进行练习，如增加动作半径来提高投掷或扣球的出手速度和挥臂速度。

3. 位移速度

位移速度是指在周期性运动中，人体在单位时间内位移的距离。训练位移速度主要采用增加助力的方法，如下坡跑、顺风跑等。

（二）力量素质及其练习

力量素质是指肌肉抵抗阻力的能力。根据肌肉收缩的形式，力量素质可分为静力性力量和动力性力量，而力量素质的练习也是从这两方面进行的。力量练习隔日一次为宜，负荷随力量增长而加大；练习时要注意呼吸与动作的协调配合；练习后要及时做好放松活动，以免肌肉僵硬。

1. 静力性力量

静力性力量是指肌肉作等长收缩时所产生的力量。在进行静力性力量练习时，人体或器械不产生位移。具体可采用以下两种练习方法：

（1）身体处于特定的位置（站立或仰卧），推或蹬住固定重物。

（2）根据发展某部位肌肉力量的需要，保持一定的姿势进行负重练习，如负重半蹲或悬垂举腿等。

2. 动力性力量

动力性力量（也称紧张性力量）是肌肉做紧张收缩时所产生的力量，使人体或器械产生加速度运动。动力性力量练习需要进行以下三方面的练习：

（1）绝对力量练习。绝对力量是指用最大力量克服阻力的能力。通常用本人最大负重的85%～100%重量，每组练习3～5次，重复3～5组，间歇1～3 min，每周锻炼3次效果最佳。

（2）速度力量练习。速度力量是指人体快速克服小阻力的能力。用本人最大负重的 60%～80% 重量，每组练习 5～10 次，重复 4～6 组，间歇 2～5 min。

（3）力量耐力练习。力量耐力是指人体长时间克服小阻力的能力。一般用本人最大负荷的 50%～60% 的强度进行练习，每组练习 20 次左右，练习组数随训练水平逐渐增加，间隔 1 min。每次练习都要到出现疲劳为止，但不求速度。

（三）耐力素质及其练习

耐力是指人体长时间内进行肌肉活动的能力，也可看作对抗疲劳的能力。它是人体机能和心理素质的综合表现，是评价人体机能水平和体质强弱的重要标志。耐力素质可分为有氧耐力和无氧耐力，其练习也需从这两方面进行。

（1）有氧耐力练习。有氧耐力练习一般采用长时间连续承受负荷的运动。例如，长跑，心率维持在 140～160 次/min，持续 5～15 min；生理上有疲劳而不难受，跑后心情舒畅，精力充沛。

（2）无氧耐力练习。无氧耐力练习是为了保持快速跑的能力，它对提高短跑的冲刺能力有显著的效果，练习的心率一般均控制在 160 次/min 以上。由于这是接近极限强度的无氧耐力练习，应加强医务监督。

（四）灵敏素质及其发展

灵敏素质是指在复杂条件下对刺激做出快速和准确的反应，灵活控制身体随机应变的能力。发展灵敏素质可采用变化训练法，如快速改变方向的各种跑、各种躲闪和突然启动的练习，各种快速急停和迅速转体的练习等。

（五）柔韧素质及其训练

柔韧素质是指人体关节在不同方向上的运动能力以及肌肉、韧带等软组织的伸展能力。柔韧训练基本上采用拉伸法。发展肩部、腿部、臂部和脚部的柔韧性的主要手段有压、搬、劈、摆、提、绷及绕环等练习。发展腰部柔韧性的主要手段有站立体前屈、俯卧背伸、转体、甩腰及绕环等练习。

二、体育运动与神经功能

（一）促进神经系统的发育

身体锻炼对神经系统的发育和完善有着非常重要的意义。人类在婴儿时期进行适当的体育运动有助于大脑发育和提早学会走路。而一些科学实验也证明，加强婴儿右手的屈伸训练，可加速大脑左半球语言区的成熟；加强左手的屈伸训练，则可加速大脑右半球语言区的成熟。科学家还发现,一个以右手劳动为主的成年人,其大脑左半球的语言机能占优势,体积也是左侧比右侧大。

📚 知识拓展

美国一研究机构对小鼠的研究结果证明,生命初期进行体力活动会促进大脑中控制四肢肌肉活动的运动中枢的发育。研究人员把一窝小鼠在断奶后分成两组,一组放在一个小笼子里,除食物和喝水外,没有其他活动余地;另一组放在大笼子里,内装各种活动设备,可以跑、游泳、走绷索等,研究人员使该组小鼠每天在小车轮上跑 10 min。17 天后,研究人员发现活动少的小鼠的大脑重量减轻了 3‰,大脑皮质厚度减少了约 10‰。有意思的是,活动多的小鼠的大脑皮质细胞比活动少的小鼠的长得更大,分支也更多一些,这表明活动多的小鼠的大脑可以处理更多的运动信息。

(二)提高神经系统的灵活性

体育运动丰富了神经细胞突触中传递神经冲动的介质,并在传递神经冲动时引起较多介质的释放,缩短神经冲动在突触延搁的时间,加快突触的传递速度,从而提高神经的灵活性。例如,在 100 m 起跑时,训练有素的运动员听到发令信号时,起跑反应非常快。

(三)改善和提高中枢神经系统的工作能力

体育运动可以改善和提高中枢神经系统的工作能力,使人头脑清醒,思维敏捷。大脑的重量虽只占人体重的 2%,它需要的氧气却要由心脏总供血量的 20% 来供应,比肌肉工作时所需血液多 15 ~ 20 倍。长时间进行脑力劳动使人头昏脑涨,就是由于大脑供血不足、缺氧所致。进行体育锻炼,特别是到大自然中去活动,可以改善大脑供血、供氧情况,促使大脑皮层兴奋性增加,对体外刺激的反应更加迅速、准确,大脑的分析、综合能力加强,从而促进整个有机体工作能力的提高。

三、体育运动与心肺功能

(一)体育运动对心血管系统的影响

心血管系统是由心脏、动脉、静脉和毛细血管组成的密封管道系统。其中,心脏是血液循环的动力;血管主要充当血液运输的管道;血液充当运输的载体,在心脏"泵"的推动作用下,沿着血管周而复始地运行,将细胞所需物质带来,运走代谢产物。体育运动正是通过对心脏功能和血管施加影响,从而影响心血管系统。

1. 对心脏功能的影响

由于体育运动需要较大的供血量，为适应运动，心肌毛细血管口径变大，数量增多；心肌纤维增粗，其内所含蛋白质增多，心脏出现功能性增大。一般人心脏重量约为 300 g，运动员可达 400~500 g。体育运动还可促进心脏的容量和每搏输出量的增加。一般人的心脏容量约为 765~785 mL，而运动员的可达 1 015~1 027 mL。由于心脏肌纤维变粗，心壁增厚，收缩力增强，每搏动一次输出量也明显增加，一般人安静时为 50~70 mL，而运动员可达 130~140 mL。

2. 对血管的影响

体育运动可以使动脉管壁的中膜增厚，弹性纤维增多，使血管的运血功能加强；还可改变毛细血管在器官内的分布和数量。例如，骨骼肌肉的毛细血管的数量增多、口径变大、行程迂曲、分支吻合丰富，可以改善器官的血液供应，从而提高和增强器官的活动功能。

（二）体育运动对呼吸系统的影响

呼吸系统包括呼吸道和肺。

1. 增强呼吸肌力，呼吸功能提高，使肺通气量增加

运动时，由于运动肌肉对能量的需求剧增，机体对氧气的需求也相应显著增加，即需氧量与运动强度、运动时间成正比。而机体为了尽力满足肌肉运动的氧需求，会充分利用呼吸肌的潜力，使之发挥最大功能，力争吸入尽可能多的氧气。坚持运动可使呼吸肌得到更好的锻炼。

2. 提高胸廓顺应性，增加呼吸肌（尤其是吸气肌）活动幅度，增大肺活量

（1）肺活量。肺活量是指全力吸气后又尽力呼出的气量。它是反映通气机能尤其是通气容量最重要的指标之一，与呼吸肌力量、胸廓弹性等因素直接有关。

成年男子的肺活量正常值为 3 000~4 000 mL，女子为 2 500~3 500 mL，运动员尤其是耐力运动员的肺活量明显增加，优秀游泳选手最高可达 7 000 mL 左右。

（2）最大通气量。最大通气量指单位时间内（1 min）进行尽可能的呼吸时进出肺的气量，一般人为 180 L 左右，这是衡量通气功能最重要的指标之一。有训练者的呼吸肌力量大，肺活量大，所以呼吸深度较大；而且，由于呼吸肌力量及耐力较好，所以呼吸频率也高，故有训练者最大通气量明显高于常人，可达 250~300 L。

四、体育运动与心理健康

（一）大学生的心理特点

大学生的年龄特征决定其心理以不成熟、不稳定和不平衡为主要特征。其中，大

学生的自我意识的骤然增强是核心问题,围绕这一核心问题,大学生的认知、情感、意志、个性等主要心理过程和心理特征处在一个动态的调节过程之中,并且由过去的被动性调节变为主动自我调节。因而,大学生的心理变化处在一生中最复杂、波动最大的时期,其特点主要表现为如下几点:

1. 自我意识突出

大学生开始走向大学生活,摆脱了对家庭、学校的依赖,强烈地要求重塑自我,增加了成人感、理智感和自信心。大学生的思维活动已经脱离了直接形象和直接经验的限制,有较强的抽象概括能力,并能形成辩证逻辑思维;但思维能力参差不齐,有的表现为自负自尊,有的表现为易受情绪波动左右,等等。

2. 情感激烈复杂

大学生处在风华正茂之时,是体验人生情感最激烈的群体。男生存在着好奇和好表现的情感特征,希望通过体育运动表现自己的勇敢精神和力量,同时使自己的体态更伟岸,增加气度。女生的情感从天真、纯朴、直露变得温柔、含蓄、好静、好美,一般不喜欢参加激烈和负重较大的运动。大学生已经逐渐学会了控制和调节自己的情绪,外部表现和内心体验不一致,表现出"闭锁性"和"高饰性",情感变得日臻丰富、复杂。

3. 意志力增强

大学生在各方面的影响下,意志力明显增强,能主动、自觉地克服困难,在行动中清晰地意识到自己行动的目的性和社会意义。

4. 性格基本形成

性格是反映一个人对现实的稳定态度和行为习惯。大学时期,人的个性倾向系统日趋形成,自我意识不断发展,性格基本形成且较稳定。在体现性格的意志、理智、情绪等特征方面,表现为逐渐稳定并能自觉地培养良好的性格。

（二）体育运动对心理健康的影响

心理健康是指个体在各种环境中能保持一种良好的心理状态。一个心理健康的人,应该能够随着自然环境和社会环境的变化而不断地调整自身的心理结构以达到与外界的平衡。

心理健康包括五个方面:① 智力发育正常;② 情绪稳定、乐观进取;③ 意志坚定、行为协调;④ 人格健全、自我悦纳;⑤ 良好的社会适应性。这五个方面互相联系、相辅相成。

心理健康和身体健康两者关系密不可分,心理健康是身体健康的重要条件,身体

健康是心理健康的基础。体育运动不仅对身体健康有重大影响,而且对促进心理健康也有着积极的作用,具体表现如下:

1. 提高心理应激能力

心理应激是指人体受到强烈的物理、化学、生物等作用或情绪发生变化时,所发生的一系列特殊的应答性反应。应激能力高,可避免一般的刺激对人体的损害,在遇到外界的强烈刺激时,也能保持心理的平衡。长期坚持体育运动可以提高心理应激能力,使心理承受能力和健康都处在较高的水平。

2. 培养优秀的意志品质

意志品质包括自觉性、果断性、坚韧性、自制力以及勇敢、顽强的精神。意志品质是在克服困难的过程中表现出并培养起来的。长期坚持体育运动,要克服各种主、客观困难,这个过程既是锻炼身体的过程,也是培养良好的意志品质的过程。特别是参加竞争很激烈的体育竞赛活动,能够激励人培养竞争、奋发向上的精神,克服困难、顽强拼搏、争取胜利的自信心及坚强的意志品质。

3. 消除疲劳

疲劳是指在工作后,人体的组织器官甚至整个机体工作能力下降的现象。疲劳与人的生理和心理状态有关。紧张的脑力劳动和长时间的静坐伏案学习,常会使人大脑供氧不足,感到疲劳,思维迟钝,记忆力减退,学习、工作效率下降。参加体育运动可以提高神经系统的功能,使大脑两半球的功能交替进行,达到消除疲劳的目的。

4. 调节心理

在美国,体育运动已经被作为心理治疗的手段。心理医生认为体育运动是治疗抑郁症和焦虑症的有效手段。由于学习和其他方面的挫折而引起的抑郁症和焦虑症,可以通过体育运动来消除或减缓某些心理压力。另外,经常参加体育运动,在精神上会得到美的享受,给人以愉快的感受,陶冶情操,发展情感,完善自我。

5. 培养良好的社会适应性

社会适应性是指个体对所处的社会环境的认识及自己与社会环境间所保持的均衡关系。体育活动能够增加人与人之间的接触和交往机会,加之体育活动中群体活动较多的特点,大家通过参加集体项目课外体育活动,在团结合作、协调一致、相互帮助、彼此鼓励、竞争向上中,培养了良好的社会适应性。

第四节 体育运动与营养、卫生保健

　　高校学生正处于青春期向成年人过渡的时期，是人一生中长身体、长知识的重要时期。这一阶段，身体的生长发育进一步完善和成熟，身高在做最后的"冲刺"，体重增长幅度较大，性别差异更加明显，神经系统兴奋和抑制过程的协调能力显著发展，心肺功能的生理指标均达峰值，生殖系统发育日渐成熟，精力旺盛，体力充沛。在心理活动方面，意识、分析、判断、记忆能力发展迅速，富于遐想，充满激情，是努力学习、奋发向上最有利的时机。

　　青年期人体的新陈代谢最为旺盛，尤其是大学生的脑力活动和体育运动，都使得机体能量消耗在原来的基础上提高了 3% ~ 10%。因此，大学生应注意营养，加强锻炼，以增强体质，从而确保身心健康。

一、营养生理需要量

　　营养生理需要量是指机体能保持健康状态，达到应有发育水平，并能充分发挥效率，完成各项生命活动所需要的热能和营养素的必需量。这是维持机体适宜营养状况在一定时期内必须摄入某种营养素的最低量。若低于这一水平，机体难以维持健康。

（一）基础需要量

　　当满足基础需要时，机体能够正常生长，但体内几乎没有储备，若膳食供应不足就可能造成营养缺乏。

（二）储备需要量

　　在短期的营养缺乏或疾病导致的过多消耗等条件下，人体组织中储存一定数量的某种营养素可以用来满足人体的基本需要，以避免造成不可察觉的功能损害。

　　📖 **知识拓展**

　　1. 全麦类食品：它不仅是极好的碳水化合物来源，还富含维生素、纤维素等。

　　2. 鸡肉与鸡蛋：它们是最好的蛋白质来源。在动物性食品中，它们含有的脂肪量最少。

3. 鱼与水产品：它们虽属动物性食品，但却富含能使血液胆固醇降低的多种不饱和脂肪酸。

4. 牛奶与奶制品：只喝牛奶就能维持人正常的生命活动。牛奶还含有钙与磷。钙在保证人体骨骼系统发育方面以及磷在一些新陈代谢中，都是必需的物质。

5. 蘑菇：蘑菇中的香菇含有一定量的钾、磷等矿物质，是保健类食物之一。

6. 柑橘：柑橘是常见的营养价值颇高的水果。它含有大量的维生素C、钙、磷、维生素A及纤维素等，是恢复人体体力的最佳水果。

7. 香蕉：香蕉在供给低热量、低脂肪方面是非常有益的水果。它还含有丰富的钾元素。

8. 胡萝卜：胡萝卜中富含的胡萝卜素有"维生素A源"之称。维生素A对视力、骨骼的发育以及免疫系统功能等方面均有不可低估的作用。

9. 马铃薯：俗称"土豆"，它的营养价值曾被人们误解。它除含有丰富的淀粉外，还含有维生素C及镁、铁、磷、钾等物质。

10. 矿泉水：优质矿泉水能补充水和矿物质，特别是运动中的补水和微量元素，是较为理想的运动饮料。

二、膳食营养对体能的影响

膳食营养与体育运动是维持和促进健康的两个重要条件。以科学合理的营养为物质基础，以体育运动为手段，用锻炼的消耗过程换取锻炼后的超量恢复过程，使机体积聚更多的能源物质，提高了各器官系统的机能。此时获得的健康，较之单纯以营养获取的健康上升了一个新的高度。因为膳食营养加体育运动在获得健康的同时，也获得了良好的身体素质。

在大学生的体育活动中，因各个项目对体能的需要不同，从而对膳食营养的需求也不同。

（一）速度性运动的需求

速度性运动的代谢特点是能量代谢率高，而能量主要来源于糖原，因此，膳食中应含有较多易吸收的碳水化合物、维生素 B_1 和维生素C。为了肌肉和神经代谢的需要，还应食用含较多的蛋白质和磷的食物。蛋白质的供给量最好在（4.1±0.5）g/kg（体重）以上，优质蛋白质的比例至少在 1/3 以上。为了增加体内碱储备，应吃蔬菜水果等碱性食物,其供给的热量最好占到 15% ~ 20%。

(二)耐力性运动的需求

耐力运动项目的训练具有持续时间长、运动中无间隙以及物质代谢以有氧氧化为主、运动中能量消耗量大等特点。膳食应提供充足的热量,多餐次对提高运动能力有利。但加餐用的食物应考虑平衡营养及营养密度。饮食应提供足够的蛋白质及含钾硫胺酸的食品,如牛奶、奶酪和牛、羊肉等。瘦肉、鸡蛋、猪肝、绿叶菜等含铁丰富的食物,有助于维持血红蛋白水平,防止缺铁性贫血,保证血液的输氧功能。运动前补液 40 ~ 700 mL,运动中及运动后少量多次补液对提高运动能力有利。副食中可适当增加一些盐渍的食品。食物中应有充足的维生素 B 和 C,维生素的供给量应随热能消耗量的增加而相应提高。

(三)力量性运动的需求

力量运动需要肌肉有较大的力量和神经肌肉协调性,并且要在极短的时间内爆发力量。食物应提供丰富的蛋白质,蛋白质的供给量应达到 (2.8 ± 0.6) g/kg(体重),其中优质蛋白质至少占 1/3。体内应有充足的碱储备,含丰富的碳水化合物、维生素和无机盐。食物中应含有丰富的钾、钠、钙、镁等电解质,蔬菜和水果的供热量应提高为总热能的 15%。

(四)灵巧性运动的需求

灵巧性运动的能量消耗不高,食物应提供充分的蛋白质、B 族维生素、钙和磷等营养。蛋白质的供应量应占总热量的 12% ~ 15%,减轻体重期的蛋白质的供给量应增加为总热量的 18% 左右(15% ~ 20%)。维生素 B_1 的供给量应达到每日 4 mg,维生素 C 应达到每日 140 mg,还应保证充足的维生素 A,每日供给量应达到 6 000 ~ 8 000 IUIU:维生素的衡量单位。IU 是国际单位,各种维生素与 IU 的换算并不相同。例如,1 微克维生素 A = 3.33 IU,1 微克维生素 D = 40 IU。其中多数应来自动物性食物。

三、体育运动的卫生保健

体育与卫生是一个问题的两个方面,体育卫生是卫生保健最积极的预防手段,而卫生保健是保证开展体育运动的重要条件,两者缺一不可。只有这样,才能不断提高自己的健康水平。

运动卫生包括个人卫生、精神卫生和运动训练卫生。了解并研究运动卫生的基本内容及其与人体健康、体育运动效果之间的相互关系，对保护和增进体育运动参加者的身体健康，尤其是培养青少年良好的个人卫生习惯、个人精神卫生习惯和选择良好的锻炼环境的能力等方面具有重要意义。

（一）个人卫生

个人卫生是体育卫生的重要组成部分。体育运动参加者的个人卫生状况，不仅对增进人体健康和预防疾病具有重要意义，而且还能促进身体锻炼的效能和对伤害事故的预防。

1．建立科学的生活制度

生活制度是指对一天内的睡眠、饮食、工作（或学习）、体育运动等各项活动相对固定的时间安排。

（1）保证睡眠卫生。睡眠时间要充足，睡姿要正确，睡前要刷牙、洗脚。

📚 知识拓展

睡眠是人的一种生理需求，约占人生1/3的时间，皮质细胞中由于工作所消耗的能量、物质可在睡眠中得到恢复。一般来说，成年人每天应有8 h的睡眠，中学生约需9 h，小学生则需10 h左右。身体活动量较大时，应适当增加睡眠时间。

睡觉时向右侧睡较好，因为心脏位于胸腔偏左，这样可以使血液较多地流向身体右侧，减轻心脏负担，同时增加肝脏的血流，有利于新陈代谢和肝脏的健康。

睡前刷牙，清洁口腔，利于防龋齿；睡前洗脚，既可除污臭，又可促进血液循环，预防冻疮，利于缓解疲劳。

（2）养成良好的饮食卫生习惯。良好的饮食卫生习惯，对保证消化系统的正常生理活动和营养物质的吸收具有重要意义。对体育运动者来说，还应注意进餐与体育运动之间应有一定的时间间隔。

（3）科学地安排工作（学习）和休息时间。工作和学习是一天中最重要的活动，对此应做出科学的安排。成人每天的工作、学习时间约以9 h为宜，在学习和工作中，尤其要注意张弛有度，劳逸结合。

（4）坚持参加体育锻炼。在每天的生活中，应保证有一定的体育锻炼时间。每天安排适当的体育活动，对促进青年学生的正常生长发育具有重要意义。

2．保护好皮肤

除了能保护机体免受外界侵害外，皮肤还是一个感觉器官。皮肤里分布着丰富的神经末梢、大量的汗腺以及皮脂腺。当汗腺和皮脂腺的开口被封堵时,就有可能因细菌的繁殖发生疖肿和毛囊炎,所以,体育运动后应洗澡或擦身,以保持皮肤清洁。皮脂腺分泌的皮脂具有润滑皮肤的作用,故洗澡时以用碱性小的香皂为宜。

3. 保护视力、预防近视

为了保护青少年的视力,预防近视的发生,应注意培养他们形成良好的用眼卫生习惯,经常参加体育运动,全面增强体质。读书写字时,姿势要端正,眼与书本的距离要保持在 30~35 cm,并尽可能使书本平面与视线成直角。切勿躺着、走路和在摇晃的车厢里看书读报,在昏暗和耀眼的光线下学习。看电视时间不宜过长。

4. 克服不良生活嗜好

青少年正处在生长发育的关键时期,身体各器官的发育处于由量变到质变的复杂过程中。吸烟和酗酒等不良的嗜好,可导致许多疾病的发生,会严重地影响身心健康,必须引起高度重视。在日常生活中,应提倡不吸烟、少饮酒,更应避免烟酒同进。

(二)精神卫生

精神卫生也称心理卫生。人体并不是孤立的、不受外界影响的生物有机体,而是不断地与自然环境和社会环境相互作用的精神和肉体的复合体。大量的医学试验和临床研究证明,心理因素与社会因素,以及遗传、生化、免疫等因素一样,在疾病的发生、发展、治疗和预防上都具有一定的作用。异常激烈的情绪变化、过分的忧郁,都可能引起人体某些器官活动失调。

(三)运动卫生

1. 运动饮食卫生

在参加运动时,人体需要消耗较多的能量,因此必须进行合理、适度的营养补充。营养供给不足或过量,都不利于健康。运动的饮食卫生应该从以下几个方面考虑:

(1)平衡膳食、合理补充营养。

(2)坚持科学的运动饮食卫生习惯——合理安排一日三餐;运动后不宜立即进餐,应在运动完 30 分钟以后进餐;饭后不宜立即进行剧烈运动,否则不仅易产生消化不良,还会引起腹痛、恶心等症状,也可能引起胃下垂等疾病。

2. 运动饮水卫生

运动中或运动后提倡少量、多次饮水。水是人体内含量最多的组织成分,它占成人体重的 60%~70%。有研究表明,人体若丢失水分 30% 以上,生命将无法维持,水对人类的生存来说是最为重要的营养素之一。体育运动时由于大量出汗导致体内缺少水分,必须及时补充,否则会影响人体正常的生理活动机能。因此,为了维持机体正常的代谢循环、体温调节,运动前后应该合理补充水分。

3. 运动着装卫生

运动时最好不要穿着不吸汗的服装。运动衣和运动鞋应符合运动项目的要求,并具有透气性、吸湿性等性能。运动着装要轻便、舒适、美观大方,夏季以浅色运动服为好,冬季应注意选择保暖又不妨碍运动的运动服。运动服要勤换勤洗,运动鞋应具有一定的弹性和透气性。

4. 运动环境卫生

空气是影响运动环境的主要因素之一,因此,一定要选择空气质量好、绿化充分、环境优雅的场地进行室外运动。如果在室内运动,要注意打开窗户通风。此外,还要注意光线、噪声等影响运动环境的因素。运动场地卫生也应该受到重视,主要包括:运动建筑设备的一般卫生要求,室内体育建筑设备的卫生要求和室外运动场地设备的卫生要求。

第五节　学生体质健康标准与评价

一、体质的概念

世界卫生组织对"健康"的定义是:"健康不仅仅是没有疾病或不虚弱,而是生理、心理的健康和社会适应的完好状态。"结合其对健康含义的概括,形成体质的概念,即机体在遗传变异和后天获得的基础上所表现出来的人体形态结构、生理功能和心理素质综合的、相对稳定的特征。

体质是构成人体各要素能力的一种综合体现。体质学研究强调人体身心两个层面紧密相关,强调在遗传性获得的基础上后天练习对身体的影响。目前的体质学主要是建立在解剖学、生理学、生物化学、运动医学、心理学和社会科学等基础理论之上的一门综合性营养学科。

二、大学体质测试项目及评定标准

（一）大学生体质测试项目内容

《国家学生体质健康标准》里设置了符合我国学校实际情况、简便易行的测试项目。它们的准确性、可靠性、客观性和可操作性在学校体育实践中得到了有效证明,这些测试指标也涵盖了人体形态、机能、身体素质和运动能力等多个方面的内容。大学生体质健康测评的指标有七项（见表1—1）。具体评分结果可以到中国学生体质健康网查询《国家学生体质健康标准》评分表。

表1-1 大学生体质测试内容及各项测试所占权重系数

测试对象	单项指标	权重 /%
大学生	体重指数（BMI）=体重（kg）/身高^2（m^2）	15
	肺活量	15
	50 m 跑	20
	坐位体前屈	10
	立定跳远	10
	引体向上（男）/1分钟仰卧起坐（女）	10
	1000 m 跑（男）/800 m 跑（女）	20

（二）大学生体质测试评定标准

1. 大学男生身高、体重评定标准（见表1—2）

表1-2 大学男生身高、体重标准单位：kg

身高段 /cm	营养不良（50分）	较低体重（60分）	正常体重（100分）	超重（60分）	肥胖（50分）
144.0 ～ 144.9	<41.5	41.5 ～ 46.3	46.4 ～ 51.9	52.0 ～ 53.7	≥ 53.8
145.0 ～ 145.9	<41.8	41.8 ～ 46.7	46.8 ～ 52.6	52.7 ～ 54.5	≥ 54.6
146.0 ～ 146.9	<42.1	42.1 ～ 47.1	47.2 ～ 53.1	53.2 ～ 55.1	≥ 55.2
147.0 ～ 147.9	<42.4	42.4 ～ 47.5	47.6 ～ 53.7	53.8 ～ 55.7	≥ 55.8
148.0 ～ 148.9	<42.6	42.6 ～ 47.9	48.0 ～ 54.2	54.3 ～ 56.3	≥ 56.4
149.0 ～ 149.9	<42.9	42.9 ～ 48.3	48.4 ～ 54.8	54.9 ～ 56.6	≥ 56.7
150.0 ～ 150.9	<43.2	43.2 ～ 48.8	48.9 ～ 55.4	55.5 ～ 57.6	≥ 57.7
151.0 ～ 151.9	<43.5	43.5 ～ 49.2	49.3 ～ 56.0	56.1 ～ 58.2	≥ 58.3
152.0 ～ 152.9	<43.9	43.9 ～ 49.7	49.8 ～ 56.5	56.6 ～ 58.7	≥ 58.8
153.0 ～ 153.9	<44.2	44.2 ～ 50.1	50.2 ～ 57.0	57.1 ～ 59.3	≥ 59.4
154.0 ～ 154.9	<44.7	44.7 ～ 50.6	50.7 ～ 57.5	57.6 ～ 59.8	≥ 59.9
155.0 ～ 155.9	<45.2	45.2 ～ 51.1	51.2 ～ 58.0	58.1 ～ 60.7	≥ 60.8
156.0 ～ 156.9	<45.6	45.6 ～ 51.6	51.7 ～ 58.7	58.8 ～ 61.0	≥ 61.1
157.0 ～ 157.9	<46.1	46.1 ～ 52.1	52.2 ～ 59.2	59.3 ～ 61.5	≥ 61.6
158.0 ～ 158.9	<46.6	46.6 ～ 52.6	52.7 ～ 59.8	59.9 ～ 62.2	≥ 62.3
159.0 ～ 159.9	<46.9	46.9 ～ 53.1	53.2 ～ 60.3	60.4 ～ 62.7	≥ 62.8
160.0 ～ 160.9	<47.4	47.4 ～ 53.6	53.7 ～ 60.9	61.0 ～ 63.4	≥ 63.5
161.0 ～ 161.9	<48.1	48.1 ～ 54.3	54.4 ～ 61.6	61.7 ～ 64.1	≥ 64.2
162.0 ～ 162.9	<48.5	48.5 ～ 54.8	54.9 ～ 62.2	62.3 ～ 64.8	≥ 64.9
163.0 ～ 163.9	<49.0	49.0 ～ 55.3	55.4 ～ 62.8	62.9 ～ 65.3	≥ 65.4
164.0 ～ 164.9	<49.5	49.5 ～ 55.9	56.0 ～ 63.4	63.5 ～ 65.9	≥ 66.0
165.0 ～ 165.9	<49.9	49.9 ～ 56.4	56.5 ～ 64.1	64.2 ～ 66.6	≥ 66.7
166.0 ～ 166.9	<50.4	50.4 ～ 56.9	57.0 ～ 64.6	64.7 ～ 67.0	≥ 67.1
167.0 ～ 167.9	<50.8	50.8 ～ 57.3	57.4 ～ 65.0	65.1 ～ 67.5	≥ 67.6

续　表

身高段 /cm	营养不良 （50分）	较低体重 （60分）	正常体重 （100分）	超重 （60分）	肥胖 （50分）
168.0 ～ 168.9	<51.1	51.1 ～ 57.7	57.8 ～ 65.5	65.6 ～ 68.1	≥ 68.2
169.0 ～ 169.9	<51.6	51.6 ～ 58.2	58.3 ～ 66.0	66.1 ～ 68.6	≥ 68.7
170.0 ～ 170.9	<52.1	52.1 ～ 58.7	58.8 ～ 66.5	66.6 ～ 69.1	≥ 69.2
171.0 ～ 171.9	<52.5	52.5 ～ 59.2	59.3 ～ 67.2	67.3 ～ 69.8	≥ 69.9
172.0 ～ 172.9	<53.0	53.0 ～ 59.8	59.9 ～ 67.8	67.9 ～ 70.4	≥ 70.5
173.0 ～ 173.9	<53.5	53.5 ～ 60.3	60.4 ～ 68.4	68.5 ～ 71.1	≥ 71.2
174.0 ～ 174.9	<53.8	53.8 ～ 61.0	61.1 ～ 69.3	69.4 ～ 72.0	≥ 72.1
175.0 ～ 175.9	<54.5	54.5 ～ 61.5	61.6 ～ 69.9	70.0 ～ 72.7	≥ 72.8
176.0 ～ 176.9	<55.3	55.3 ～ 62.2	62.3 ～ 70.9	71.0 ～ 73.8	≥ 73.9
177.0 ～ 177.9	<55.8	55.8 ～ 62.7	62.8 ～ 71.6	71.7 ～ 74.5	≥ 74.6
178.0 ～ 178.9	<56.2	56.2 ～ 63.3	63.4 ～ 72.3	72.4 ～ 75.3	≥ 75.4
179.0 ～ 179.9	<56.7	56.7 ～ 63.8	63.9 ～ 72.8	72.9 ～ 75.8	≥ 75.9
180.0 ～ 180.9	<57.1	57.1 ～ 64.3	64.4 ～ 73.5	73.6 ～ 76.5	≥ 76.6
181.0 ～ 181.9	<57.7	57.7 ～ 64.9	65.0 ～ 74.2	74.3 ～ 77.3	≥ 77.4
182.0 ～ 182.9	<58.2	58.2 ～ 65.6	65.7 ～ 74.9	75.0 ～ 77.8	≥ 77.9
183.0 ～ 183.9	<58.8	58.8 ～ 66.2	66.3 ～ 75.7	75.8 ～ 78.8	≥ 78.9
184.0 ～ 184.9	<59.3	59.3 ～ 66.8	66.9 ～ 76.3	76.4 ～ 79.4	≥ 79.5
185.0 ～ 185.9	<59.9	59.9 ～ 67.4	67.5 ～ 77.0	77.1 ～ 80.2	≥ 80.3
186.0 ～ 186.9	<60.4	60.4 ～ 68.1	68.2 ～ 77.8	77.9 ～ 81.1	≥ 81.2
187.0 ～ 187.9	<60.9	60.9 ～ 68.7	68.8 ～ 78.6	78.7 ～ 81.9	≥ 82.0
188.0 ～ 188.9	<61.4	61.4 ～ 69.2	69.3 ～ 79.3	79.4 ～ 82.6	≥ 82.7
189.0 ～ 189.9	<61.8	61.8 ～ 69.8	69.9 ～ 79.9	80.0 ～ 83.2	≥ 83.3
190.0 ～ 190.9	<62.4	62.4 ～ 70.4	70.5 ～ 80.5	80.6 ～ 83.6	≥ 83.7

　　注：身高低于表中所列出的最低身高段的下限值时，身高每低 1 cm，实测体重需加上 0.5 kg，实测身高需加上 1 cm，再查表确定分值。身高高于表中所列出的最高身高段时，身高每高 1 cm，其实测体重需减去 0.9 kg，实测身高需减去 1 cm，再查表确定分值。下表同理。

　　2. 大学女生身高、体重评定标准（见表 1—3）

表 1-3　大学女生身高、体重标准单位：kg

身高段 /cm	营养不良 （50分）	较低体重 （60分）	正常体重 （100分）	超重 （60分）	肥胖 （50分）
140.0 ～ 140.9	<36.5	36.5 ～ 42.4	42.5 ～ 50.6	50.7 ～ 53.3	≥ 53.4
141.0 ～ 141.9	<36.6	36.6 ～ 42.9	43.0 ～ 51.3	51.4 ～ 54.1	≥ 54.2
142.0 ～ 142.9	<36.8	36.8 ～ 43.2	43.3 ～ 51.9	52.0 ～ 54.7	≥ 54.8
143.0 ～ 143.9	<37.0	37.0 ～ 43.5	43.6 ～ 52.3	52.4 ～ 55.2	≥ 55.3
144.0 ～ 144.9	<37.2	37.2 ～ 43.7	43.8 ～ 52.7	52.8 ～ 55.6	≥ 55.7
145.0 ～ 145.9	<37.5	37.5 ～ 44.0	44.1 ～ 53.1	53.2 ～ 56.1	≥ 56.2

身高段 /cm	营养不良 （50分）	较低体重 （60分）	正常体重 （100分）	超重 （60分）	肥胖 （50分）
146.0 ～ 146.9	<37.9	37.9 ～ 44.4	44.5 ～ 53.7	53.8 ～ 56.7	≥ 56.8
147.0 ～ 147.9	<38.5	38.5 ～ 45.0	45.1 ～ 54.3	54.4 ～ 57.3	≥ 57.4
148.0 ～ 148.9	<39.1	39.1 ～ 45.7	45.8 ～ 55.0	55.1 ～ 58.0	≥ 58.1
149.0 ～ 149.9	<39.5	39.5 ～ 46.2	46.3 ～ 55.6	55.7 ～ 58.7	≥ 58.8
150.0 ～ 150.9	<39.9	39.9 ～ 46.6	46.7 ～ 56.2	56.3 ～ 59.3	≥ 59.4
151.0 ～ 151.9	<40.3	40.3 ～ 47.1	47.2 ～ 56.7	56.8 ～ 59.8	≥ 59.9
152.0 ～ 152.9	<40.8	40.8 ～ 47.6	47.7 ～ 57.4	57.5 ～ 60.5	≥ 60.6
153.0 ～ 153.9	<41.4	41.4 ～ 48.2	48.3 ～ 57.9	58.0 ～ 61.1	≥ 61.2
154.0 ～ 154.9	<41.9	41.9 ～ 48.8	48.9 ～ 58.6	58.7 ～ 61.9	≥ 62.0
155.0 ～ 155.9	<42.3	42.3 ～ 49.1	49.2 ～ 59.1	59.2 ～ 62.4	≥ 62.5
156.0 ～ 156.9	<42.9	42.9 ～ 49.7	49.8 ～ 59.7	59.8 ～ 63.0	≥ 63.1
157.0 ～ 157.9	<43.5	43.5 ～ 50.3	50.4 ～ 60.4	60.5 ～ 63.6	≥ 63.7
158.0 ～ 158.9	<44.0	44.0 ～ 50.8	50.9 ～ 61.2	61.3 ～ 64.5	≥ 64.6
159.0 ～ 159.9	<44.5	44.5 ～ 51.4	51.5 ～ 61.7	61.8 ～ 65.1	≥ 65.2
160.0 ～ 160.9	<45.0	45.0 ～ 52.1	52.2 ～ 62.3	62.4 ～ 65.6	≥ 65.7
161.0 ～ 161.9	<45.4	45.4 ～ 52.5	52.6 ～ 62.8	62.9 ～ 66.2	≥ 66.3
162.0 ～ 162.9	<45.9	45.9 ～ 53.1	53.2 ～ 63.4	63.5 ～ 66.8	≥ 66.9
163.0 ～ 163.9	<46.4	46.4 ～ 53.6	53.7 ～ 63.9	64.0 ～ 67.3	≥ 67.4
164.0 ～ 164.9	<46.8	46.8 ～ 54.2	54.3 ～ 64.5	64.6 ～ 67.9	≥ 68.0
165.0 ～ 165.9	<47.4	47.4 ～ 54.8	54.9 ～ 65.0	65.1 ～ 68.3	≥ 68.4
166.0 ～ 166.9	<48.0	48.0 ～ 55.4	55.5 ～ 65.5	65.6 ～ 68.9	≥ 69.0
167.0 ～ 167.9	<48.5	48.5 ～ 56.0	56.1 ～ 66.2	66.3 ～ 69.5	≥ 69.6
168.0 ～ 168.9	<49.0	49.0 ～ 56.4	56.5 ～ 66.7	66.8 ～ 70.1	≥ 70.2
169.0 ～ 169.9	<49.4	49.4 ～ 56.8	56.9 ～ 67.3	67.4 ～ 70.7	≥ 70.8
170.0 ～ 170.9	<49.9	49.9 ～ 57.3	57.4 ～ 67.9	68.0 ～ 71.4	≥ 71.5
171.0 ～ 171.9	<50.2	50.2 ～ 57.8	57.9 ～ 68.5	68.6 ～ 72.1	≥ 72.2
172.0 ～ 172.9	<50.7	50.7 ～ 58.4	58.5 ～ 69.1	69.2 ～ 72.7	≥ 72.8
173.0 ～ 173.9	<51.0	51.0 ～ 58.8	58.9 ～ 69.6	69.7 ～ 73.1	≥ 73.2
174.0 ～ 174.9	<51.3	51.3 ～ 59.3	59.4 ～ 70.2	70.3 ～ 73.6	≥ 73.7
175.0 ～ 175.9	<51.9	51.9 ～ 59.9	60.0 ～ 70.8	70.9 ～ 74.4	≥ 74.5
176.0 ～ 176.9	<52.4	52.4 ～ 60.4	60.5 ～ 71.5	71.6 ～ 75.1	≥ 75.2
177.0 ～ 177.9	<52.8	52.8 ～ 61.0	61.1 ～ 72.1	72.2 ～ 75.7	≥ 75.8
178.0 ～ 178.9	<53.2	53.2 ～ 61.5	61.6 ～ 72.6	72.7 ～ 76.2	≥ 76.3
179.0 ～ 179.9	<53.6	53.6 ～ 62.0	62.1 ～ 73.2	73.3 ～ 76.7	≥ 76.8
180.0 ～ 180.9	<54.1	54.1 ～ 62.5	62.6 ～ 73.7	73.8 ～ 77.0	≥ 77.1
181.0 ～ 181.9	<54.5	54.5 ～ 63.1	63.2 ～ 74.3	74.4 ～ 77.8	≥ 77.9
182.0 ～ 182.9	<55.1	55.1 ～ 63.8	63.9 ～ 75.0	75.1 ～ 79.4	≥ 79.5
183.0 ～ 183.9	<55.6	55.6 ～ 64.5	64.6 ～ 75.7	75.8 ～ 80.4	≥ 80.5
184.0 ～ 184.9	<56.1	56.1 ～ 65.3	65.4 ～ 76.6	76.7 ～ 81.2	≥ 81.3
185.0 ～ 185.9	<56.8	56.8 ～ 66.1	66.2 ～ 77.5	77.6 ～ 82.4	≥ 82.5
186.0 ～ 186.9	<57.3	57.3 ～ 66.9	67.0 ～ 78.6	78.7 ～ 83.3	≥ 83.4

3．大学男生身体素质评分标准（见表1—4）

表 1-4　大学男生身体素质评分标准

等级	单项得分	肺活量(毫升) 大一大二	肺活量(毫升) 大三大四	50米跑(秒) 大一大二	50米跑(秒) 大三大四	坐位体前屈(厘米) 大一大二	坐位体前屈(厘米) 大三大四	立定跳远(厘米) 大一大二	立定跳远(厘米) 大三大四	仰卧起坐(个) 大一大二	仰卧起坐(个) 大三大四	800米跑(分秒) 大一大二	800米跑(分秒) 大三大四	体重指数
优秀	100	5040	5140	6.7	6.6	24.9	25.1	273	275	19	20	3′17″	3′15″	正常 17.9-23.9
	95	4920	5020	6.8	6.7	23.1	23.3	268	270	18	19	3′22″	3′20″	低体重 ≤17.8
	90	4800	4900	6.9	6.8	21.3	21.5	263	265	17	18	3′27″	3′25″	超重 24.0-27.9
良好	85	4550	4650	7.0	6.9	19.5	19.9	256	258	16	17	3′34″	3′32″	肥胖 ≥28.0
	80	4300	4400	7.1	7.0	17.7	18.2	248	250	15	16	3′42″	3′40″	
及格	78	4180	4280	7.3	7.2	16.3	16.8	244	246			3′47″	3′45″	
	76	4060	4160	7.5	7.4	14.9	15.4	240	242	14	15	3′52″	3′50″	
	74	3940	4040	7.7	7.6	13.5	14.0	236	238			3′57″	3′55″	
	72	3820	3920	7.9	7.8	12.1	12.6	232	234	13	14	4′02″	4′00″	
	70	3700	3800	8.1	8.0	10.7	11.2	228	230			4′07″	4′05″	
	68	3580	3680	8.3	8.2	9.3	9.8	224	226	12	13	4′12″	4′10″	
	66	3460	3560	8.5	8.4	7.9	8.4	220	222			4′17″	4′15″	
	64	3340	3440	8.7	8.6	6.5	7.0	216	218	11	12	4′22″	4′20″	
	62	3220	3320	8.9	8.8	5.1	5.6	212	214			4′27″	4′25″	
	60	3100	3200	9.1	9.0	3.7	4.2	208	210	10	11	4′32″	4′30″	
不及格	50	2940	3030	9.3	9.2	2.7	3.2	203	205	9	10	4′52″	4′50″	
	40	2780	2860	9.5	9.4	1.7	2.2	198	200	8	9	5′12″	5′10″	
	30	2620	2690	9.7	9.6	0.7	1.2	193	195	7	8	5′32″	5′30″	
	20	2460	2520	9.9	9.8	-0.3	0.2	188	190	6	7	5′52″	5′50″	
	10	2300	2350	10.1	10.0	-1.3	-0.8	183	185	5	6	6′12″	6′10″	

加分指标

加分	10	9	8	7	6	5	4	3	2	1
引体向上	10	9	8	7	6	5	4	3	2	1
1000米	-35″	-32″	-29″	-26″	-23″	-20″	-16″	-12″	-8″	-4″

4.大学女生身体素质评分标准(见表1—5)

表 1-5　大学女生身体素质评分标准

等级	单项得分	肺活量(毫升) 大一大二	肺活量(毫升) 大三大四	50米跑(秒) 大一大二	50米跑(秒) 大三大四	坐位体前屈(厘米) 大一大二	坐位体前屈(厘米) 大三大四	立定跳远(厘米) 大一大二	立定跳远(厘米) 大三大四	仰卧起坐(个) 大一大二	仰卧起坐(个) 大三大四	800米跑(分秒) 大一大二	800米跑(分秒) 大三大四	体重指数
优秀	100	3400	3450	7.5	7.4	25.8	26.3	207	208	56	57	3′18″	3′16″	正常 17.2~23.9
	95	3350	3400	7.6	7.5	24.0	24.4	201	202	54	55	3′24″	3′22″	低体重 ≤17.1
	90	3300	3350	7.7	7.6	22.2	22.4	195	196	52	53	3′30″	3′28″	超重 24.0~27.9

良好	85	3150	3200	8.0	7.9	20.6	21.0	188	189	49	50	3′37″	3′35″	肥胖	≥28.0
	80	3000	3050	8.3	8.2	19.0	19.5	181	182	46	47	3′44″	3′42″		
及格	78	2900	2950	8.5	8.4	17.7	18.2	178	179	44	45	3′49″	3′47″		
	76	2800	2850	8.7	8.6	16.4	16.9	175	176	42	43	3′54″	3′52″		
	74	2700	2750	8.9	8.8	15.1	15.6	172	173	40	41	3′59″	3′57″		
	72	2600	2650	9.1	9.0	13.8	14.3	169	170	38	39	4′04″	4′02″		
	70	2500	2550	9.3	9.2	12.5	13.0	166	167	36	37	4′09″	4′07″		
	68	2400	2450	9.5	9.4	11.2	11.7	163	164	34	35	4′14″	4′12″		
	66	2300	2350	9.7	9.6	9.9	10.4	160	161	32	33	4′19″	4′17″		
	64	2200	2250	9.9	9.8	8.6	9.1	157	158	30	31	4′24″	4′22″		
	62	2100	2150	10.1	10.0	7.3	7.8	154	155	28	29	4′29″	4′27″		
	60	2000	2050	10.3	10.2	6.0	6.5	151	152	26	27	4′34″	4′32″		
不及格	50	1960	2010	10.5	10.4	5.2	5.7	146	147	24	25	4′44″	4′42″		
	40	1920	1970	10.7	10.6	4.4	4.9	141	142	22	23	4′54″	4′52″		
	30	1880	1930	10.9	10.8	3.6	4.1	136	137	20	21	5′04″	5′02″		
	20	1840	1890	11.1	11.0	2.8	3.3	131	132	18	19	5′14″	5′12″		
	10	1800	1850	11.3	11.2	2.0	2.5	126	127	16	17	5′24″	5′22″		

加分指标	加分	10	9	8	7	6	5	4	3	2	1
	仰卧起坐	13	12	11	10	9	8	7	6	4	2
	800米	-50″	-45″	-40″	-35″	-30″	-25″	-20″	-15″	-10″	-5″

三、国民体质检测的内容

体质检测主要包括形态、机能和素质检测三个方面的内容。

（一）体质检测的形态指标

形态指标主要包括身高、体重。身高是反映人体骨骼纵向生长水平的指标,而体重是反映人体发育程度和营养状况的指标。

身体形态评价方法主要有身高标准体重法和BMI（身体质量指数）法。

（1）按照世界卫生组织计算标准体重的方法。

男性：标准体重（kg）＝［身高（cm）－80］×0.7

女性：标准体重（kg）＝［身高（cm）－70］×0.6

注：在标准体重 ±10% 的范围内都是正常的,超过或者低于10%～19%的为过重或过瘦,超过或低于20%的为肥胖或体重不足。

（2）BMI（身体质量指数）法。

$$BMI = \frac{体重（kg）}{[身高（m）]^2}$$

式中，BMI<18.5 为体重偏轻；18.5 ≤ BMI<24.0 为正常体重；24.0 ≤ BMI <28.0 为超重；BMI ≥ 28.0 为肥胖。

（二）体质检测的机能指标

机能指标测试主要包括肺活量和台阶试验。

（1）肺活量是人尽最大努力吸气后再尽最大努力呼气所能呼出的气体量，它代表人呼吸系统的最大工作能力，反映了肺的容积和扩张能力。肺活量的大小与性别、年龄、身高、体重、胸围及体育锻炼等因素有关。

（2）台阶试验反映了人体心血管机能水平，是运动负荷试验的一种形式，应用相对广泛。台阶试验是以台阶指数来评定人体的心血管功能的一项实验，台阶指数越高，表明心血管机能水平越好。

（三）体质检测的素质指标

身体素质指标包括力量素质、耐力素质、爆发力素质、反应能力素质、柔韧性素质、平衡能力素质等内容，分别用握力、仰卧起坐（女）/俯卧撑（男）、纵跳、选择反应时、坐位体前屈、闭目单足站立等指标来衡量。

（1）力量素质的评估方法通常是通过握力测试来反映前臂及手部肌肉的力量素质。

（2）肌肉耐力的评定有助于了解学生目前的肌力水平，判断肌肉力量训练的效果。男子常用俯卧撑，女子常用 1 min 仰卧起坐。

（3）爆发力素质主要通过纵跳的测试来评估。纵跳是通过测试受试者的纵跳高度，反映下肢的爆发性力量，可以通过跳绳、蛙跳等方式的训练来提高爆发力。

（4）反应能力主要是通过反应时的测试来评估。反应时是反映机体神经系统动态反应速度的重要生理指标，反应时越短，说明机体对刺激反应越快。

（5）身体柔韧性是指人体各主要关节的最大活动能力，主要由关节的骨结构和周围组织体积的大小，胯关节的韧带、肌腱、肌肉与皮肤的伸展性三个方面决定。其中，韧带和肌腱对于提高身体柔韧性素质尤为重要。一般选择坐位体前屈来测定身体的柔韧性素质。

（6）平衡能力素质是指身体对来自器官、肌肉、肌腱、关节内的感受器及视觉各方面刺激的协调能力，这种能力有助于人体对各种感觉信息进行接收。闭眼单足站立即可用来评价姿势的协调性,前庭功能、视觉及机体本体感觉之间互相协调的能力。

思考与练习

(1)请结合自己的锻炼情况谈谈体育的功能。

(2)谈谈你对健康的认识,想想哪些因素影响了健康,并对自己的健康现状进行评估。

(3)导致亚健康的因素是什么?如何才能避免亚健康状态?

(4)谈谈体质与健康之间的关系。

(5)结合你的体质测试结果对自己的体质状况进行评价。

第二章　体育锻炼与运动处方

第一节　科学地进行体育锻炼

本节主要介绍体育锻炼的含义、内容、特点、方法和锻炼原则，要求同学们能够掌握科学的体育锻炼方法。

一、体育锻炼的含义

体育锻炼是以身体练习为手段，以增强体质、促进身心健康为目的，达到身体、心理、社会适应和道德品质全面发展的一种综合性的社会实践活动过程。

"生命在于科学运动"，体育锻炼是人体未来发展过程中最积极、最有效的因素，有益于人类进化到更高水平。

二、体育锻炼的内容

体育锻炼的内容，即体育健身运动的作用对象，一般需要根据不同的锻炼者、不同的训练目的进行确定。常见的体育锻炼内容有以下几方面：

（1）健身运动。它是健身者为了强身健体而进行的身体锻炼。在健身运动过程中，健身者经常采用各种竞技运动项目或者日常生活中一些有健身价值的动作进行锻炼。

（2）健美运动。它是在健身运动的基础上，为了增加身体美感而进行的身体锻炼。健美运动的针对性较强，一般是结合锻炼者不同的目的和需要，进行专门性、针对性的练习。

（3）医疗体育。主要是指疾患者为了治愈某些疾病而进行的身体锻炼。在运动过程中，锻炼者需要针对不同的疾病特点、疾病性质采用相应的锻炼手段，避免无针对性的锻炼、本末倒置的锻炼。

（4）矫正体育。主要是为了弥补身体某些方面的缺陷或者为了克服功能障碍而进行的身体锻炼。练习内容可以根据身体的特殊情况进行专门安排，如轻度驼背者可采用脊柱矫正操进行锻炼。

（5）娱乐体育。主要是人们为了丰富业余文化生活、调节情绪、缓解精神紧张、善度余暇而进行的身体锻炼,如攀岩、蹦极、定向越野、游泳、钓鱼、棋牌等运动项目。

（6）防卫体育。为了防范各种自然和人为伤害,提高人的应变能力和机体适应能力而进行的身体锻炼,如女子防身术、擒拿术、拳术、摔跤等。

三、体育锻炼的原则和方法

（一）体育锻炼的原则

体育锻炼的原则是体育运动与锻炼的客观规律和行为准则,是人们在体育锻炼实践中的经验总结,并为更有效地进行体育锻炼提供理论指导。

体育锻炼的原则,归纳起来主要有以下几个方面:

1. 积极主动原则

体育锻炼是一个自我锻炼、自我发展、自我完善的过程。积极主动原则主要是指参与锻炼者必须有明确的锻炼目的,所以在锻炼中,一方面需要把它当作学习生活的自觉需要,激发锻炼的主动性和积极性;另一方面还需要培养对体育锻炼的兴趣,适当发展一两项自己喜欢并擅长的体育项目,作为步入社会后培养体育意识、展开体育行动的兴趣点和开拓点。

2. 循序渐进原则

循序渐进原则就是在锻炼过程中须严格遵守人体的生理特点和生理适应规律,从不同的主客观条件出发,安排适宜的运动负荷,在渐进性练习的基础上提高锻炼效果和水平。在训练过程中,锻炼者要依据个人的年龄、性别、健康状况、体质水平、项目特点和锻炼目的等,学习动作由易到难,运动负荷由小到大,做到锻炼的科学性、合理性和连贯性。

3. 持之以恒原则

体育锻炼贵在持之以恒,养成良好的运动习惯。如果在锻炼过程中三天打鱼,两天晒网,锻炼效果就很难体现。因此,锻炼者在练习中需要不断强化自己的体育意识,不断培养自己对体育运动的热爱,从而达到理想的锻炼健身效果。

4. 运动适宜原则

锻炼者在锻炼中需要合理地安排运动负荷,使之既能达到运动训练的目的,又符合自身的实际接受能力。运动负荷安排是否得当,直接影响运动训练的效果。负荷过小,不能有效刺激机体,达不到强身健体的目的;负荷过大,很可能引发运动损伤。因此,运动一定要实事求是,从实际出发,切忌盲目求大求高。

📖 **知识拓展**

体育锻炼时的 FIT 原则，即次数（Frequency）、强度（Intensity）和时间（Time）。F：每周锻炼 3～5 次或隔日进行为佳。I：强度达到个人最大心率的 60%～80% 为宜。T：每次锻炼至少要做 20～30 min 持续的有氧运动。

有氧运动和无氧运动的区别：① 运动强度不同，无氧运动为最大或次最大强度；② 运动持续时间不同，无氧运动时间不超过 3 min，有氧运动持续时间可达数小时；③ 个人感觉不同，无氧运动过程中感觉很累，且心慌气短、大汗淋漓；有氧运动只少量出汗，感觉不太累或有点累。

5．全面锻炼原则

全面锻炼原则要求锻炼者需追求身心的全面发展，使身体形态、机能、各种身体素质以及心理素质得到协调发展。锻炼者在运动中应尽可能考虑身体的全面发展，努力掌握多种运动技能，切忌以偏概全。

（二）体育锻炼的方法

体育锻炼的方法是根据人体发展规律，运用各种身体练习和自然因素，以发展身体的途径和方法。常见的科学体育锻炼方法有下列几种：

1．重复锻炼法

重复锻炼法主要是指锻炼者在相对固定的条件下，按照锻炼的计划和要求反复多次重复某种练习的方法。重复的次数和时间是决定健身效果的关键。锻炼时，需要注意合理安排重复练习的要素，如练习的次数、练习的强度、间歇时间等，切实保证每次重复练习的质量和效果；注意克服由于反复练习造成的枯燥厌烦情绪，防止机械呆板的练习。

2．间歇锻炼法

间歇锻炼法是指在两次练习之间，有合理的休息时间，在锻炼者机体尚未完全恢复的情况下，接着进行下一次练习的方法。间歇锻炼法是提高锻炼效果的一种常用方法。锻炼时，需要注意合理规定间歇时间，具体可根据个体的身体状况和锻炼水平决定，但是注意下一次练习前最好将心率控制在 120 次/min 左右；同时注意在训练间歇期内安排轻微的活动，如慢跑、按摩、深呼吸等，进行积极性的休息和放松。

3．变换练习法

变换练习法是指在改变训练内容、强度和环境的条件下通过改变锻炼项目、练习要素、运动负荷等，以提高锻炼效果的一种方法。锻炼时，需注意以锻炼的实际需要为前提，特别是结合锻炼的长期和近期目标有针对性地变换；变换中需要灵活掌握变换锻炼的计划，注意积累有关材料和反馈信息，及时观察，不断总结，为制订新的锻炼计划提供参考依据。

4. 持续锻炼法

持续锻炼法是指在较长的时间内，锻炼者采用较小的运动强度不断进行身体锻炼的方法。采取持续锻炼法时应注意：选择锻炼的项目要适合锻炼者的年龄、生理特点和体质基础；初次锻炼者或体弱者，运动时间不宜过长，经过一段时间的练习之后，可以适当加大练习强度；同时还需要充分结合自己在练习中的体力状况和身体反应，及时调整运动强度和练习方法，以防出现运动损伤和过度疲劳。

5. 循环练习法

循环练习法就是把各种类型的动作，结合具有不同联系效果的手段，组成一组锻炼项目，按照一定顺序循环往复进行锻炼的方法。注意要合理安排各个练习点，安排的内容需简单易行，合理规定各个练习点的次数、规格和要求。同时还要注意不同练习项目之间的衔接。

6. 竞赛表演法

竞赛表演法是指锻炼者面对观众，在相互比较、彼此竞争的情况下进行锻炼的方法。但是它不同于正式的竞技体育比赛，对于培养锻炼者的锻炼热情，巩固锻炼效果，培养团结、合作、顽强、果断和自信心、自制力方面具有特殊的价值和意义。

7. 直观法

传统的直观法有示范、挂图、电视、模型等，现在可以利用计算机模仿、高仿真模型来分析发展运动能力的方法，或者通过网络视频、影像资料进行模仿学习。

第二节　运动中的生理反应和疾病

体育锻炼中，人体的生理平衡受到暂时性破坏，并出现某些生理反应及相关疾病。本节主要描述几种常见的运动生理反应和疾病的症状及其预防、处置措施。

一、极点和第二次呼吸

极点和第二次呼吸是长距离运动中常见的生理现象，只要坚持运动和处理得当，极点现象是可以得到延缓和减轻的。

（一）极点

训练不足及体能状态较低的人，通常在运动开始后不久（特别是长跑运动）就会有两腿发软、全身乏力、呼吸困难等感觉。运动生理学中，将这种现象称为极点。

极点的产生主要是由内脏器官的惰性引起的，体内各器官及系统都需要一段时间来适应剧烈运动。因此，这是一种正常的生理现象。人体从相对安静状态到剧烈运动时，四肢肌肉能迅速适应，进入工作状态，而内脏器官，如呼吸、循环系统等，都不能很快发挥其最高的机能水平，造成体内缺氧，大量的乳酸和二氧化碳积聚，使自主神经中枢和躯体性神经中枢之间的协调遭到暂时破坏，表现为极点的产生。

极点的出现时间与训练水平、运动前的准备活动有关。经常参加锻炼的人，极点出现得晚，持续时间短，身体反应也较轻；反之，极点出现得早，且持续时间长，表现得也较重。训练水平低及运动前的准备活动不足，都会增加出现极点现象的概率。因此，大学生运动前需要做好充分的准备活动，并在平时加强体育锻炼。

（二）第二次呼吸

极点出现后，如依靠意志力和调整运动节奏继续运动，不久后不适应的生理反应将消失或者减轻，动作变得轻松有力，呼吸也均匀自如。这种状态被称为第二次呼吸。

第二次呼吸产生的原因主要是运动中内脏器官的功能惰性逐步得到缓解，氧供应量增加，乳酸得到逐步清除；同时，运动速度的下降使得运动的每分需氧量下降，减少了乳酸的产生，从而改善机体的内环境，动力定型得到重新恢复。

二、运动性腹痛

运动性腹痛是中长距离运动中常见的一种生理反应。腹痛的原因、疼痛部位及严重程度会有所不同。若预防及处理措施得当，症状可以得到适当改善。

（一）运动性腹痛的症状

运动中出现腹痛，其特点为除腹痛外一般不伴随其他症状。多数安静时不痛，运动时才痛。它与运动过程中肝脏瘀血、呼吸肌痉挛或活动紊乱、胃肠道痉挛或功能紊乱有关。疼痛程度与运动量大小和强度成正比，一般活动量小、强度低时疼痛不明显，随着负荷量加大疼痛才逐渐加剧；调整运动量和强度，做深呼吸或按压腹部疼痛处多可减轻症状。

知识拓展

运动时，脐部周围或下腹部钝痛、胀痛，多数是肠痉挛。此时只要停止运动，疼痛即可减轻。用手按揉双侧合谷穴，每个穴位按摩 5 min，或用热水敷脐区 10～20 min，亦可止痛。为防止肠痉挛的发生，在运动前应做好充分的准备活动，忌食生冷食物。

（二）运动性腹痛的处置和预防

一旦运动中出现腹痛，即应减慢运动速度，降低运动强度，加深呼吸，调整呼吸与动作的节奏，用手按压疼痛部位，一般疼痛即可减轻。如无效或疼痛剧烈，则应停止运动，同时可针刺或点掐内关、足三里穴位（见图 2—1、图 2—2）等以缓解疼痛，必要时口服止痛药。

锻炼要讲究科学，循序渐进，膳食要安排合理，饭后 30 min 才可以进行剧烈运动；运动前不要吃得过饱，不要大量喝水，准备活动要充分；运动中要注意呼吸节律等。

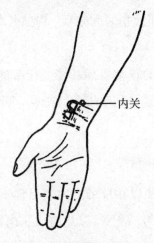

图 2-1 内关穴位图

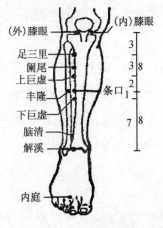

图 2-2 足三里穴位图

三、肌肉痉挛

肌肉痉挛俗称抽筋，是肌肉不自主地突然性强直收缩，肌肉变得异常僵硬，引起局部疼痛和活动障碍的现象。运动中最容易发生痉挛的肌肉是小腿腓肠肌，其次是足拇屈肌和趾屈肌等。

（一）肌肉痉挛的发生原因

肌肉痉挛发生的原因有下列几种：

（1）肌肉受到低温的影响，兴奋性会增高，易使肌肉发生强制性收缩。因此，寒冷刺激或准备活动不充分，易引发肌肉痉挛。

（2）运动中大量排汗，特别是长时间的剧烈运动或高温季节运动时，使人体内电解质从汗液中大量丢失。电解质与肌肉的兴奋性有关，丢失过多，肌肉兴奋性增高过快，可发生肌肉痉挛。

（3）肌肉连续过快收缩，而放松时间短促，以致收缩与放松不能协调地、成比例地交替，从而引起肌肉痉挛。

（4）身体疲劳会影响肌肉的正常生理功能。疲劳的肌肉往往使血液循环和能量物质代谢改变，肌肉中会有大量的乳酸堆积，乳酸不断地对肌肉的收缩物质起作用，致使痉挛产生。

（二）肌肉痉挛的处置和预防

不太严重的肌肉痉挛，只要以相反的方向牵引痉挛的肌肉，一般都会得到缓解。牵引时切忌用暴力，用力宜均匀、缓慢，以免造成肌肉拉伤；在处理过程中要注意保暖。另外，如果游泳时发生肌肉痉挛，不要惊慌，如自己无法处理或缓解，可先深吸一口气，仰浮于水面，并立即呼救。发生肌肉痉挛后，一般不宜再继续游泳，应上岸休息、保暖，并进行局部按摩。

运动前必须认真做好准备活动，对容易发生抽筋的肌肉可事先做适当的按摩。冬季锻炼要注意保暖，夏季运动时，尤其是进行剧烈运动或长时间运动时，要注意电解质的补充和维生素 B_1 的摄入。疲劳和饥饿时不宜进行剧烈运动。在运动过程中要学会掌握肌肉放松的方法和技巧。

🔰 **知识拓展**

跑步姿势不当伤身体：跑步时，人的上身应稍向前倾，这样做不仅能减轻关节负担和运动强度，还能延长运动时间。前倾的幅度应以自然、舒适为佳。但是应避免跑步步幅过大,步幅增大会造成腾空时间长、重心起伏大、落地力量重,这样对人体的震动也会增大。不要"内、外八字","内八字"和"外八字"都会使膝盖和脚尖不能保持在同一个方向上,会加重膝关节负担。不要全脚掌着地,这样落地没有缓冲和过渡,很容易伤脚,也容易伤害颈椎。

四、肌肉酸痛

一次运动量较大的锻炼以后,或停止锻炼很长时间又开始锻炼之后,往往会出现肌肉酸痛的现象。这种酸痛发生在运动结束 1~2 天后,所以也称运动性延迟肌肉酸痛。

(一)肌肉酸痛的症状

肌肉酸痛常见的症状除了酸痛外,还有肌肉僵硬,轻者仅有压疼,重者可能出现肌肉肿胀,妨碍正常的活动。任何骨骼肌在剧烈运动后均可发生延迟性肌肉酸痛,尤其是长距离跑后更易出现。长跑者可能出现髋部、大腿部和小腿前侧伸肌和后侧屈肌的疼痛,在肌肉远端和肌腱连接处症状更明显。在炎热的夏天进行极量运动后,除肌肉疼痛外,还可能出现脱水、低钙、低蛋白等症状。

(二)肌肉酸痛的原因

引发肌肉酸痛的原因主要有以下几个方面:
(1)肌肉的张力和弹性的急剧增加,引起肌肉结构的物理性损伤。
(2)新陈代谢的增加,代谢废物堆积使组织内毒性增加。
(3)肌肉的神经调节发生改变,使肌肉发生痉挛而疼痛。

(三)肌肉酸痛的处置和预防

处置肌肉酸痛,可对酸痛局部进行静力牵拉练习,保持伸展状态 2 min,然后休息 1 min,重复进行,每天做几次这种伸展牵拉练习有助于缓解肌肉痉挛。充足的维生素供应不仅能提高运动效果,预防运动性疾病,还能使肌肉得到充分的恢复和休息。口服维生素 C 有促进结缔组织中胶原合成的作用,有助于加速受损组织的修复和缓解酸痛。预防方面,锻炼安排要合理,根据不同的体质、不同的健康状况,科学地安排肌肉锻炼负荷。锻炼时做好准备活动和整理活动。准备活动中,注意让练习时负荷重的局部肌肉活动得更充分;整理运动除进行一般性放松练习外,还应重视进行肌肉的伸展牵拉练习,这有助于预防局部肌纤维痉挛。此外,尽量避免长时间集中练习身体某一部位,以免局部肌肉负担过重。

五、运动性晕厥

在运动中或运动后,由于脑部一过性一过性:某一临床症状或体征在短时间内一次或数次出现,往往有明显的诱因,随着诱因的去除,这种症状或体征会很快消失。血供不足或血液中化学物质的变化引起突发性、短暂性意识丧失,肌张力消失并伴有跌倒现象,被称为运动性晕厥。

(一)运动性晕厥的症状

运动性晕厥主要是由于剧烈运动或长时间运动,使得大量血液积聚在下肢,回心血量减少所致,同时也和剧烈运动引起的低血糖有关。

运动性晕厥表现为全身无力、头晕耳鸣、眼前发黑、面色苍白、失去知觉、突然晕倒、手足发凉、脉搏变得慢而弱、血压降低、呼吸缓慢等相应的症状。

(二)运动性晕厥的处置和预防

发生运动性晕厥,应使患者立即平卧,足部略高于头部,同时进行由小腿向大腿、心脏方向推摩或拍击,手指点压人中、合谷等穴位。如有呕吐者,应将患者的头部偏向一侧;如停止呼吸,应立即进行人工呼吸。

平时需要经常进行体育锻炼,以增强体质。同时注意:长时间下蹲后,不要立即站立;不要带病参加运动;高强度运动后,不要立即停下来;不要在饥饿的情况下参加剧烈运动。

六、运动中暑

运动中暑往往是在高温环境或者烈日暴晒下运动而发生的一种疾病。

(一)运动中暑的症状

中暑早期有头晕、头痛、恶心、呕吐等现象,逐步发展为体温升高、皮肤灼热干燥。严重者甚至出现精神恍惚失常、虚脱、手足抽搐、心律失常、血压下降,还会昏迷以致危及生命。

(二)运动中暑的预防和处置

在高温炎热的季节进行锻炼,锻炼者需要做足充分的准备。例如,尽可能穿浅色系列的宽松衣物,戴好帽子;避免在烈日直射下进行锻炼;如果训练中遇到不适情况,可减小运动量;运动后补充含有电解质的矿物饮料。

若有运动中暑的情况发生,应立即将患者扶至阴凉通风处休息,同时还需采取果断的降温消暑措施,如解开紧身衣物、冰袋冷敷,并适当补充生理盐水或者葡萄糖生理盐水等。患者情况严重的,经过临时处理后,仍需迅速送至医院做进一步的观察治疗。

七、运动性贫血

运动性贫血是指由于运动引发的血液中血红蛋白含量减少的现象。

(一)运动性贫血的症状

运动性贫血发病缓慢,其症状主要表现为头晕、恶心、呕吐、气喘、体力下降,以及运动后心悸、心率加快、面色苍白等症状。

(二)运动性贫血的发病原因

长期进行高强度的耐力训练导致血浆容量增加,高强度的运动导致红细胞破坏加剧,加上训练中大量出汗增加了铁的丢失,以及食物中铁摄入量不足等原因,容易导致运动员发生运动性贫血。通常情况下,发生运动性贫血症状的女生多于男生;另外,从事中长跑项目的运动员发生运动性贫血的概率较大;而女性运动员,由于生理周期的原因,因经血失去较多铁,更容易发生贫血症状,从而影响训练效果和运动员的身体健康。概括起来,运动性贫血的发病原因可以归结为:运动时,脾脏释放的溶血卵磷脂能使红细胞的渗透性增加;剧烈运动使得血流加速,更易引起红细胞破裂,致使红细胞的生成、凋亡之间的稳态遭到破坏;再加上运动时肌肉对蛋白质和铁的需求量增大,当需求量得不到满足时,即可能引起运动性贫血。

(三)运动性贫血的处置和预防

如果运动中出现头晕、无力、恶心、呕吐等相关症状时,应适当减小运动量,必要时停止训练,并适当补充富含蛋白质和铁的食物,口服硫酸亚铁、生血中药等,以期得到缓解。

预防运动性贫血,需在运动训练后及时补充水分、电解质和维生素,也可饮用一些专业运动饮料;另外,还要加强训练期间的营养补充。

第三节　常见的运动性疾病及损伤的预防和处理

体育运动过程中发生的损伤,称为运动性损伤。它的发生与运动训练安排、运动项目的技术动作、运动训练水平、运动环境和条件等因素有关。运动损伤的种类很多，不同的运动项目各有其发生损伤的症状特点。本节主要介绍运动过程中一些常见的运动性疾病及损伤的预防和处理，以帮助读者掌握紧急处理的基本方法和技巧。

一、运动损伤的分类

运动损伤的分类方法很多，常用的分类方法是将其分为软组织损伤、关节脱位、骨折三大类；按照有无创口分为开放性软组织损伤、开放性关节脱位、开放性骨折和闭合性软组织损伤、闭合性关节脱位、闭合性骨折。

二、运动损伤发生的原因

造成运动损伤的原因很多，既与锻炼者自身的体质状况、采取的锻炼方法有关，也与运动项目的技术特点、技术的难度及运动环境有关，同时还与运动内容的安排、运动量及运动强度、运动负荷（密度）等有一定的关系。

（一）主观因素

造成运动损伤的主观因素有以下几个方面：

（1）思想上认识不足。对损伤的认识不足，运动中不注意事先检查场地、器材设施是否到位。

（2）准备活动不足。运动前的准备活动不足，导致肌肉弹性差，韧带和关节的活动性小而出现肌肉、韧带拉伤。

（3）身体素质较差，身体状况不佳，运动负荷过大，缺乏运动经验和自我保护意识。

（4）运动情绪低下，伴有畏惧、害羞、过分紧张等情绪，致使运动过程中注意力不能集中。

（二）客观因素

造成运动损伤的客观因素主要为：教学中存在的问题，保护方法不正确、不到位，动作粗野、违反活动规则，场地设备老化、设施不到位，运动服装和装备不佳，不良的气候环境，等等。

三、运动损伤的预防

运动损伤的预防需要在思想、场地设施等多个方面进行强化，避免在运动中出现

运动性损伤,具体可从以下几方面着手:

(1)加强安全意识。克服麻痹大意的思想,提高预防损伤的意识。

(2)认真做好准备活动。运动前一定要做好准备活动,提高关节的活动度和肌肉的温度,使全身产生温热感。

(3)加强运动中的保护和帮助。在某些项目的练习中,一定要树立相互保护和帮助的意识。

(4)合理安排每次活动的运动内容和运动量。

(5)加强医务监督。

四、常见的运动损伤与急救

(一)软组织损伤

软组织损伤是运动损伤中常见的一种,根据损伤组织是否有创口与外界相通,可分为开放性损伤和闭合性损伤。前者主要有擦伤、撕裂伤、刺伤等,后者有挫伤、肌肉及筋膜拉伤、关节囊和韧带扭伤、肌腱腱鞘炎和滑囊损伤等。

1.擦伤

皮肤受到外力急剧摩擦引起的表面被擦破出血或者组织液渗出称为擦伤。小面积擦伤可用生理盐水或冷开水洗净创伤口或用70%酒精棉球消毒,然后涂抹红药水或紫药水即可;大面积擦伤需先进行消毒处理,再用消毒布遮盖,最后用纱布包扎。

2.撕裂伤、刺伤、切伤

撕裂伤主要是剧烈运动中受到钝物击打引起皮肤和软组织的撕裂,伤口边缘不规则,常见损伤有眉际、跟腱撕裂等。刺伤是因尖细物件刺入体内所致。切伤是因锐器切入皮肤所致。这些伤口,轻者,可用消毒液涂抹伤口;创口面较大者,需手术缝合,必要时应注射破伤风疫苗,如跟腱断裂,则需手术缝合治疗。

3.挫伤

挫伤是因撞击器械与练习者之间相互碰撞而造成的。单纯的挫伤损伤处会出现红肿、皮下瘀血,并伴有疼痛。当内脏器官出现损伤时,易导致面色苍白、心慌气短、四肢发凉、烦躁不安,严重者甚至出现休克等症状。遇到这种情况,需要在24 h内冷敷或加压包扎,24 h之后,可进行按摩理疗,恢复期内可进行一些功能性锻炼以促进康复。如果出现严重的内脏损伤,需在临时性处理之后,立即送至医院做进一步的检查和治疗。

4.肌肉拉伤

通常是因为外力作用导致肌肉过度收缩或被动拉长引发的肌肉损伤。尤其是准备活动不充分，动作不协调更易拉伤。损伤后伤处出现肿胀、压痛、肌肉痉挛，触摸时会发现硬块。常见的拉伤部位有大腿后群肌、腰背肌、大腿内收肌等。严重的肌肉拉伤可导致肌肉撕裂。轻者需要立即进行冰袋冷敷或者流水冲洗，局部加压包扎，抬高患肢，24 h 之后可进行按摩理疗。如果肌肉出现断裂，在急救处理之后，需立即送往医院做进一步的处理。

5. 关节、韧带的损伤

关节、韧带扭伤是指在外力作用下，关节骤然向一侧活动而超过其正常活动度时，引起关节周围软组织如关节囊、韧带、肌腱等发生撕裂伤。常见的关节损伤或扭伤主要表现在几个活动度很大的关节，如肩关节、髌骨、踝关节、腰、腕关节等。

（1）肩关节扭伤。肩关节扭伤一般是因关节用力过猛及反复劳损所致，或训练时因技术上的失误，违反解剖学原理而造成的。症状主要表现为压痛，急性期甚至出现肿胀、酸痛。单纯的韧带扭伤，可采取冷敷、加压包扎进行紧急处理。出现严重的韧带断裂时，需要在紧急处理之后，立即送往医院进行处理。当关节肿胀和疼痛有所减轻后，可适当进行功能性锻炼。

（2）髌骨劳损。髌骨劳损也称为"髌骨软化"或"髌骨软骨病"，主要是因膝关节长期负重或反复损伤累积，被一次直接外力撞击而致，如进行弹跳时易导致髌骨损伤。髌骨劳损是膝关节常见的损伤。受伤初期应减少剧烈运动和下蹲以保护膝关节，另外，可采用中药外敷、针灸、按摩进行康复理疗。

（3）踝关节扭伤。踝关节扭伤主要是因弹跳落地时失去平衡，使踝关节过度内翻或外翻所致，尤其是在准备活动不充分、场地不平的情况下更容易发生。症状表现为伤处肿胀、疼痛、皮下瘀血等。早期可抬高患肢，进行冰敷（用冰袋冷敷或氯乙烷喷雾剂）包扎以缓解疼痛和减少出血、减轻肿胀。24 h 后可用针灸、理疗等消肿、止痛。损伤严重者需要进行绷带包扎固定。

（4）腰闪伤。腰闪伤主要是因为重力超过躯干所能承受的压力，腰部突然发力引起部分肌纤维撕裂，造成腰肌急性拉伤，或者脊柱运动超过正常的生理范围所致。腰部出现损伤后，患者需要平卧，一般不能立即搬动或移动，如疼痛剧烈，需要用担架抬往医院诊治；也可采用针灸、拔火罐、外敷伤药或按摩进行治疗。

（5）腕关节韧带损伤。腕关节韧带损伤多有明显的外伤史，伤后出现腕部无力、关节活动不灵活等症状。轻者，一般无明显肿胀，仅在大幅度动作时出现疼痛；严重扭伤者，腕部会出现肿胀，疼痛较重。损伤处理与踝关节损伤的处理方法相同。

（二）脑震荡

脑震荡主要是脑部受到外力打击后由神经细胞和神经纤维所引起的意识和功能的一时性障碍，不久即可恢复，无明显的解剖病理改变。致伤时，会出现神志昏迷，脉搏徐缓，呼吸表浅，肌肉松弛，神经反射减弱或消失等症状。清醒后，患者会有头痛、头晕、恶心、呕吐症状。急救时，应让伤者平卧，保持安静，不可坐或站立；头部冷敷，身上保暖；若出现昏迷可用手指掐人中、内关等穴位；呼吸发生障碍时，可进行人工呼吸。如果昏迷时间超过 4 min，或两侧瞳孔大小不对称，或耳、鼻、口内出血及眼睛紫青，或清醒后剧烈头痛、恶心、呕吐，说明损伤严重，应立即送往医院诊治。

（三）骨折

骨折是指骨或骨小梁发生断裂。体育运动中发生的骨折，多为暴力作用引起的外力性骨折。骨折是较严重的损伤，常见的骨折有肱骨、前臂骨、手骨、大腿骨、小腿骨、肋骨、脊柱和头部骨折等。骨折发生后，患处立即出现肿胀、皮下瘀血，活动时剧烈疼痛，肢体失去正常功能，肌肉产生痉挛，有时骨折部位发生变形，甚至有骨摩擦声。严重骨折时，还会伴有出血和神经损伤、发烧、口渴、休克等全身性症状。在进行急救时，需要防止伤者休克，将其进行就地固定，避免断肢移动；伤口处如有出血，应先止血再包扎伤口。

第四节　运动处方

运动处方是个体化的运动方案，每个人在运动中根据个人不同的体质状况和身体机能，采取不同的运动训练方法、训练内容等。在实际操作中，基本情况相近的人群可以采取类似的运动处方，在实践过程中，根据不同人的具体情况进行适当调整。本节主要介绍运动处方的概念、分类、制定原则和程序、运动处方的格式和内容。要求同学们能够结合身体状况，开出适合自己健身锻炼的运动处方。

一、运动处方概述

运动处方是指针对个人的身体状况，采用处方的形式规定健身者锻炼的内容和运动量的方法。其特点是因人而异，对"症"下药。20 世纪 50 年代，美国生理学家卡波维奇（Kapovich）提出了运动处方的概念。1960 年，日本的猪饲道夫教授首先使用了运动处方术语。1969 年，世界卫生组织使用了运动处方术语，运动处方从此在国际上得到认可。Holl—mann 研究所从 1954 年起对运动处方的理论和实践进行研究，制定出健康人、中老年人、运动员、肥胖病人等各类运动处方，社会效果显著。

（一）运动处方的概念

运动处方是康复医师或体疗师，对从事体育锻炼者或病人，根据医学检查资料（包括运动试验和体力测验），按其健康、体力以及心血管功能状况，用处方的形式规定运动种类、运动强度、运动时间及运动频率，提出运动中的注意事项。运动处方是指导人们有目的、有计划、科学地进行体育锻炼的一种方法。

（二）运动处方的种类

运动处方根据锻炼者不同的运动目的，大致可以分为以下三类：

（1）健身、健美运动处方。主要是针对健康人群进行锻炼，以增进健康、增强体质为目的的运动处方。

（2）竞技运动处方。专业运动员按照一定的运动处方进行训练，以提高专业运动成绩为目的的运动处方。

（3）康复运动处方。一些患者根据运动处方进行康复和治疗，促进机体的康复。

📚 知识拓展

步行是祛病的良方：步行可增加心肺功能，改善血液循环，预防动脉硬化等心血管疾病，还可改善大脑的能量供应，消除大脑疲劳症状。步行时稍微出汗，可维持毛孔的缩张功能，排除体内的一些代谢产物。正确的步行姿势为挺胸抬头，迈大步，每分钟走 60～80 m。手臂随着步子的节奏来回摆动。走的路线要直，不要左弯右拐。每天宜走半小时左右，强度根据个人体质而定，以微微出汗为宜。另外，步行的时候需要注意：肩放平，背放松，收小腹，不塌腰，缩下颌，保持头部直立，不前倾，不左右歪斜；前后摆动双手，使手臂、胸及背部肌肉得到活动。

二、运动处方的构成要素

运动处方的构成要素主要包括运动目的、运动类型、运动强度、运动时间、运动频度和注意事项。

（一）运动目的

运动处方的目的有健身、娱乐、减肥、康复治疗等，主要是通过有目的性的锻炼达到预期的效果和目标。在制定具体的运动处方时，个人需要根据自己不同的运动需要来计划实施内容。

（二）运动类型

运动类型的选择需要结合多种因素综合考虑，如结合具体的运动条件、场地设施、运动器材、运动项目、目的等，同时还需要结合个人的运动兴趣爱好。

（三）运动强度

运动过程中，一般采用心率作为运动强度的评价指标。通常心率在 120 次 /min 以下为小运动强度，120～150 次 /min 为中等运动强度，150～180 次 /min 或者 180 次 /min 以上为较大运动强度。适宜运动强度范围，可用靶心率进行控制。以一位最高心率的 70%～85% 的强度作为标准，有：

靶心率＝（220－年龄）×（70%～85%）

最适宜心率的计算公式为：

最大心率＝220－年龄

心率储备＝最大心率－安静心率

最适宜运动心率＝心率储备 ×75% ＋安静心率

（四）运动时间

运动时间指每次锻炼的持续时间，与运动强度紧密相关。一般来讲，运动强度与运动时间成反比关系，运动强度越大，运动时间反而越短。有氧运动的时间一般需要 30 min 以上，才可以达到较好的运动训练效果。

（五）运动频度

运动频度指每周的运动次数。参照"体育人口体育人口：指经常从事身体锻炼、身体娱乐，接受体育教育、参加运动训练和竞赛，具有统计意义的一个社会群体。国际上界定体育人口的标准差异较大，我国体育人口的判定标准为：每周活动频度 3 次（含 3 次）以上，每次身体活动时间 30 min 以上，每次身体活动强度中等程度以上。"的界定，一般要求每周运动至少三次以上，隔日进行效果为佳。

（六）注意事项

以治疗和康复为目的的运动处方在运动前需要指出运动禁忌项目，在健身过程中注意观察一些意外和特殊指征。

三、运动处方制定的原则

为了保证运动处方实施的有效性、安全性,加强锻炼效果,达到增强体质、增进健康、健身、健心、健智、健美与防病治病、康复相互促进的目的,在制定运动处方时需要遵循下列原则:

(一)安全有效性原则

为了保证处方安全有效地实施,除了解锻炼者的既往疾病史、家族病史和医学检查外,还需要通过调查针对性地了解不同锻炼者的禁忌症。尤其是身体条件较差的,在实施运动处方时,需要注意严格的监控和医学监督,避免意外事故的发生;而那些身体素质较好的,运动项目和运动内容的选择可以适当灵活。

(二)区别对待性原则

由于个体身体素质的差异性,运动处方内容选择必须根据不同个体的具体情况因人而异,区别对待。

(三)动态调整性原则

对于初定的运动处方,锻炼者需要经过多次运动实践及多次调整之后,才能适合个人的身体条件,满足个人锻炼的需求。

四、运动处方制定的程序

制定运动处方必须依次做以下几个方面的工作:一般检查、临床检查、运动试验及体力检查、制定运动处方、预防实施运动处方、修改运动处方和实施运动处方等。

(一)一般检查

通过检查了解参加锻炼者或病人的基本健康状况和运动情况,包括询问病史及健康状况,了解运动史,了解健身或康复的目的和社会环境条件等。

(二)临床检查

临床检查主要包括运动系统的检查、心血管系统的检查、呼吸系统的检查、神经系统的检查等。其中,运动系统的检查包括肌肉力量的检查和评定、关节活动度的检查等;心血管系统的常规检查指标为心率、心音、血压、心电图等,心血管系统的功能检查一般采取定量负荷试验,常用的有台阶试验、一次负荷试验、联合机能实验、PWC170机能实验等;呼吸系统的检查包括肺容量的测定、通气功能检查、呼出气体分析、屏气实验、日常生活能力评定等,常用的指标有肺活量、五次肺活量、肺活量运动负荷、时间肺活量、最大通气量、最大闭气、呼吸气体等；神经系统的功能检查为自主神经系统的功能检查，体表感觉神经功能检查，反射、神经肌肉功能检查等。另外，还包括肾功能检查、肝功能检查、代谢功能检查等全面综合系统的检查。

（三）运动试验

运动试验是评价心脏功能、制定运动处方的重要依据，一般采用跑台或者功率自行车进行，逐级增加运动负荷。

（四）体力测试

运动负荷试验无异常的人才可以进行体力测试。体力测试包括运动能力测试和全身耐力测试。目前采用较多的体力测试方式为 12min 跑测试。

（五）运动处方内容的确定

根据不同的健身锻炼目的确定运动的类型、运动目的、运动时间、运动强度、运动频度和注意事项等。

（六）运动中的医务监督

处方实施过程中，应对患者进行医务监督，以确保处方的安全性。健康状况好的锻炼者，可在自我监督的情况下进行运动；而对于那些心血管系统疾病、呼吸系统疾病、慢性病、临床症状不稳定的患者，在实施运动处方时，应在有医务监督的情况和条件下进行。

（七）运动处方的修改和微调

运动处方的制定最初并不固定，应先设置一个"观察期"，观察实施运动处方之后患者的反应；再在"调整期"内进行反复调整、修改，最终确定；最后在"相对固定期"内实施最佳的运动处方。

🐲 知识拓展

有雾的天气最好不要在户外锻炼。雾滴中不但溶解了一些酸、碱、盐、胺、苯、酚等有害物质，同时还沾带了一些尘埃、病原维生素等有害的固态小颗粒。当人们在雾中做长跑等剧烈运动时，身体某些敏感部位接触了这些有害物质并大量吸入，可能会引起气管炎、喉炎、眼结膜炎和过敏性疾病。

五、运动处方的内容和格式

（一）运动处方的内容

目前，运动处方没有统一的规定，但是处方的制定需要遵循全面、准确、简明易懂的原则，主要包括以下内容。

（1）一般资料。

（2）临床诊断结果。

（3）临床检查和功能检查结果。

（4）运动试验和体力测试结果。

（5）运动目的和要求。

（6）运动内容。

（7）运动强度。

（8）运动时间。

（9）运动频度。

（10）注意事项。

（11）医师签字。

（12）运动处方的制定时间。

（二）运动处方的格式

运动处方可根据不同的需要采用不同的格式，但在处方中，必须指出禁止参加的运动项目、锻炼的自我监控指标及出现异常情况时停止运动的准则等。

六、常见的运动处方

这里主要介绍两种常见的运动处方的制定模式，即提高有氧运动能力和发展肌肉力量的运动处方。同学们可根据自己的需要掌握运动处方制定的基本步骤和基本要素。

（一）提高有氧运动能力的运动处方

（1）运动项目。运动项目（方式）的选择最好结合自己的兴趣爱好，选择最感兴趣的，并且能够长期坚持的运动项目。常见的有氧运动项目有步行、散步、慢跑、骑自行车、游泳、健身操、太极拳等。

（2）运动频度。最好是每隔一天进行 1 次，一周 3 次，每次 20 ~ 45 min 就可以促进有氧运动能力的提高。但是随着负荷和运动持续时间的增加，要继续改善有氧运动能力，运动频度需有所增加，一周 3 ~ 5 次为佳。

（3）运动强度。强度的控制需要结合个人的主观感觉进行判断，也可以结合运动适宜心率表格进行确定。一般运动强度以达到最大心率的 70%～85% 或最大吸氧量的 50%～70% 为目标心率范围。

（4）运动持续时间。运动时间取决于运动强度，低强度的运动每次活动时间必须超过 30 min；而高强度的运动，至少需要持续 20 min 甚至更长的时间。

（5）运动处方的实施。每次开始活动前需要做好充分的准备活动以减少肌肉酸痛和受伤。锻炼后期，随着有氧运动能力的增强，处方也需要进行适当的调整，如改变处方的强度、持续时间、频率等。

（二）发展肌肉力量的运动处方

（1）运动项目。不同的锻炼目的采取的练习方式也有所不同。发展腹肌肌力需要采取的练习方式有仰卧起坐、悬垂摆腿或抬腿、仰卧抬腿、俯卧撑、杠铃提放。发展腰背肌肌力的练习方式有背屈、仰卧抬腿、侧屈。发展腿部肌力的练习方式有负重下蹲、负重跳台阶、仰卧屈小腿、仰卧上下摆腿、立姿屈小腿等。以上各动作均以 10～20 个为一组进行练习。

（2）运动频率和运动持续时间。每周锻炼 3～5 次，每次锻炼时间为 1 h 左右。

（3）运动强度。每次练习可以选取 2～3 个动作，每个动作练习 4～6 组，每组练习 15～20 次，组与组的间歇时间一般为 30～40 s，最多不超过 50 s。

（4）运动处方的实施。每次运动前需要做好充分的准备活动，避免肌肉或韧带的拉伤。刚开始练习时，负荷量不一定大，随着练习时间推移，可以逐渐加大负荷量和练习强度。

（5）注意事项。肌力练习需要长时间的练习才能达到目的，锻炼时需要注意将局部锻炼和全身锻炼相结合、力量锻炼和耐力锻炼相配合，使得全身各部位的肌肉都能够得到锻炼和提高；同时，还需要在锻炼的过程中加强营养，保证充足的休息和睡眠，避免机体出现过度疲劳。

思考与练习

（1）体育锻炼的健身方法有哪些？

（2）谈谈你在运动过程中遇到的一些急性运动生理反应，并说明应该如何预防与处理。

（3）常见的运动损伤有哪些？体育锻炼中应该如何处理和预防？

（4）试述运动处方的概念和制订运动处方的基本程序。

第 三 章　体育竞赛编排方法

第一节　体育竞赛编排方法简介

体育竞赛是各种体育运动项目比赛的总称。开展体育竞赛活动可宣传体育运动，引导人们参加体育锻炼，普及群众性健身活动；开展体育竞赛活动为人们进行交流提供了渠道，促进运动水平的提高，丰富和活跃业余文化生活。学校定期开展体育竞赛活动，可丰富校园文化生活，促进学生之间的交流，提高运动技能水平和裁判水平。

体育竞赛具有竞争性、竞赛的公平性、规则的制约性和结果的随机性几大特点，深受不同年龄、性别及阶层人群的喜爱。体育竞赛顺利进行的基础是科学合理的竞赛编排。

一、体育竞赛编排的一般原则

（一）公正性原则

公正是竞赛编排的灵魂，但竞赛的公正性不是无条件的。依据不同的标准，公正性总是相对的，贯彻公正性原则时，应该对此有清醒的认识和科学的态度。

（二）合理性原则

运动竞赛的过程是"选优"，故竞赛的编排应保证竞赛过程实现优胜劣汰，使竞赛结果符合或基本符合参赛者的竞技水平。若竞赛无法客观反映参赛者的真实水准，那么这样的竞赛不仅毫无价值，还会造成不良影响，因此合理性是竞赛编排须贯彻的又一重要原则。

（三）效益性原则

体育竞赛不仅要公正、合理，还须创造一定的效益，要以较小投入获得较大产出。竞赛的产出，主要包括竞赛效益、经济效益和社会效益等。在体育竞赛活动中，应将产出的重心放在竞赛效益和社会效益上，同时兼顾经济效益，使体育竞赛尽量定期举办，形成传统。

二、体育竞赛的分类

根据竞赛方法的不同,可以将体育竞赛分为竞争性体育竞赛和对抗性体育竞赛两大类。

竞争性体育竞赛指参赛各方在尽可能不受干扰的条件下,发挥自身能力去夺取某种时空参数,以获得时空参数的大小来选择优胜、排列名次的竞技活动,如田径、游泳、自行车、举重等一大批运动项目的竞赛。以上所列项目的竞赛结果主要取决于竞争者自身的各种素质,他们相互干扰的可能性几乎没有。

对抗性体育竞赛是指在竞赛过程中,竞赛双方均在对手的干扰和破坏下去夺取比赛胜利,同时要竭尽全力阻止对方获得胜利。大多数球类竞赛、击剑、摔跤等均属于对抗性体育竞赛。对抗性体育竞赛又可分为同场对抗性竞赛和隔网(区)对抗性竞赛。

根据高校举办体育竞赛的具体情况,本章主要介绍田径比赛和球类比赛的编排。

第二节 田径比赛的编排

一、田径比赛组织工作的基本程序

田径比赛组织工作的基本程序如图 3—1 所示。

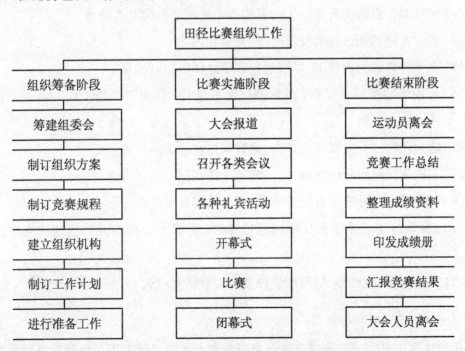

图 3-1 田径比赛组织工作基本程序图

二、 田径比赛的编排方法

（一）编排前的准备工作

编排前的准备工作主要是掌握参赛人数、比赛时间和场地等具体情况；准备比赛用的图或表；编写运动员的号码与姓名对照表；根据比赛天数及作息时间，按每半天为一个比赛单元，除去开、闭幕式时间外，还有多少时间可真正用于比赛，为安排赛程打下基础；制订完整的工作计划并进行具体分工。

（二）编排比赛日程

田径比赛日程编排的复杂性是其他运动项目无法比拟的。为使田径比赛有条不紊地进行，田径比赛的编排须遵循以下基本原则：

（1）注意同一项目各赛次之间、全能比赛各项目之间的休息时间，应按照标准留出休息时间。

（2）按兼项的一般规律将相关项目分开编排，以减少兼项冲突。经常出现兼项的项目有 100 m 兼 200 m；100 m 兼跳远；200 m 兼 400 m；400 m 兼 800 m；800 m 兼 1 500 m；400 m 兼 400 m 栏；1 500 m 兼 3 000 m；5 000 m 兼 3 000 m 障碍或 10 000 m；100 m 兼 4×100 m 接力；400 m 兼 4×400 m 接力；跳高兼三级跳远；推铅球兼掷铁饼等。

（3）编排时注意运动员在一天内所能承受的运动负荷是否合理。

（4）性质相同的项目，编排时应注意先后顺序。

（5）在条件许可的前提下，尽量延长兼项之间的时间间隔。

（6）不同级别的同一径赛，最好衔接起来进行，以利于裁判工作和场地器材的布置。

（7）若短距离径赛项目赛次较少，最好安排在一天内结束。

（8）不同级别的同一田赛项目，一般不安排在同一单元内进行。

（9）将决赛项目分配至各比赛单元进行，并尽量安排在下午。

（10）在举行场地径走和长距离跑比赛时，最好不安排与其有场地冲突的田赛项目。

（11）每一单元的比赛，尽可能使径赛与田赛同时结束。

（三）具体编排方法

田径比赛里最常用的编排方法有填表法和卡片法。随着田径比赛的规模不断扩大，现很多田径运动会的编排已采用专门的田径运动会编排软件，以节省人力物力。

此处主要介绍填表法。

采用填表法确定比赛日程，工序简便，大大节省人力，可大大缩短编排时间。具体的步骤如下：

（1）根据报名和比赛天数等情况制作日程编排空表（见表3-1）。

表3-1　田径比赛日程编排表　　组别 _____

比赛单元	比赛日期					
	上午	下午	上午	下午	上午	下午
100 m						
200 m						
400 m						
……						
标枪						
十项全能						
每日决赛项数						
每日比赛项数						

（2）先排全能项目后排单项，先排径赛项目后排田赛项目。

（3）有决赛项目时，应预留颁奖时间。

（4）将田径比赛日程编排表送相关人士进行审核，审核通过后即印发给各参赛单位。

（四）比赛中的编排记录公告工作

1. 临场编排

提前半天或一天将记录表交田赛裁判长。提前半天或两小时左右将径赛卡片按比赛顺序交给径赛裁判长或检录长。

2. 竞赛成绩公告

在基层的田径运动会中，收到成绩表后，应立即检查有无裁判长的签名，若签名齐，则认为该成绩表有效。之后将成绩单复印，一份汇编秩序册，一份张贴于成绩公告栏，一份留底。若打破纪录，则还应印发破纪录成绩公告。

3. 统计纪录、奖牌和总分

负责此项工作的裁判员应认真学习竞赛规程，并熟记本次比赛的记分办法，准备好相应的成绩记录表、团体总分表、奖牌统计表和破纪录统计表。在比赛进程中，根据收到的成绩单立即填写相应表格。如采用电脑录入，则须与电脑操作员复核结果。

（五）基层田径运动会计分方法

根据田径规则的规定，一般各项决赛可取前六或前八名，分别按 7、5、4、3、2、1 分或 9、7、6、5、4、3、2、1 分计算。对实际参加决赛人数不足原规定录取人数的，计分方法亦可不变。

第三节　球类比赛的编排

球类比赛通常采用的赛制有循环赛、淘汰赛和混合赛三种。一般根据参赛队伍数或人数多少、场地分布和数量等确定赛制。

一、循环赛

（一）循环赛的分类与特点

循环赛指参赛队或个人之间均要互相轮流比赛，最后按照各参赛队或个人在全部比赛中的胜负场数和得分多少排定名次的比赛方法。它包括单循环、双循环和分组循环三种，最常被采用的是单循环和分组循环。单循环是所有参赛队或个人相互轮赛一次。分组循环是参赛队或个人较多时，采用种子法，把参赛队或个人分散于各组，先进行小单循环赛，再根据小组名次组织第二阶段的比赛。

采用循环赛进行比赛时，比赛期限拉得较长，占用场地和时间较多，不易合理安排比赛的顺序。

（二）单循环赛轮数与场数的计算

1. 轮数

每个参赛队赛毕一场（轮空队除外），称为一轮结束。轮数的确定方法为：当参赛队或个人数为单数时，比赛轮数等于队数或个人数；参赛队或个人数为双数时，比赛轮数在参赛队或个人数的基础上减去 1。例如，参赛队为 5 个，则比赛轮次为 5 轮；参赛队为 8 个，则比赛轮次为 7 轮。

2. 比赛场数

比赛场数的计算公式为：

$$比赛场数 = 队数 \times \frac{队数-1}{2}$$

（三）单循环赛的具体编排方法

1. 参赛队或个人数为单数

可采用右上角逆时针循环编排方法。将所有参赛队或个人进行编号，并在最后补"0"，使其成为双数。之后将其分为两组，前一组的号数按序自上而下写于左边，另一组号数按序自下而上写于右边，并将相对应的号横线连接，即为第一轮比赛对阵情况。与"0"相遇的队伍即轮空。以 5 个队或 5 个人参赛为例，轮数应为 5 轮，共赛 10 场，第一轮编排情况如图 3-2 所示。

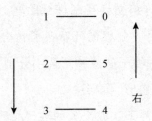

图 3-2　单数队第一轮编排图

第一轮编排完后，"0"的位置保持不动，将其他数字按逆时针方向旋转一个位置，再用横线将对应号进行连接，即为第二轮对阵情况。以后各轮按同一方向轮转一个位置，依次排出各轮比赛对阵情况。请看图 3-3 所示的 5 个队或个人参赛第二轮和第三轮对阵情况，其他几轮依此类推。

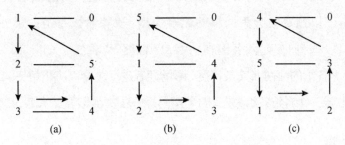

图 3-3　循环赛编排逆时针轮转图

2. 参赛队或个人数为双数

仍然将各参赛队或个人按数依序编号，按次序将号数分为两组，并用横线相连，即为第一轮对阵情况。第二轮时"1"号的位置固定不变，其余号数按逆时针方向轮转一个位置。之后的轮次对阵情况依此类推。

如有 6 个队（或个人）参加比赛，其单循环对阵情况见表 3-2。

表3-2 6个队（或个人）参赛对阵情况表

第一轮	第二轮	第三轮	第四轮	第五轮
1—6	1—5	1—4	1—3	1—2
2—5	6—4	5—3	4—2	3—6
3—4	2—3	6—2	5—6	4—5

（四）分组循环比赛编排方法

分组循环赛一般分为预赛和决赛两个阶段。

1. 预赛阶段

当参赛队伍较多时，可采用分组循环赛制进行比赛。分组循环与单循环不同的是需要确定种子队（个人）的数目。分组循环赛一般按分组数或分组数的2倍数定种子。若种子数与组数相等，则将种子队或种子选手分别安排在各小组的1号位置；若种子队为组数的2倍，则采用"蛇形"排列法。

（1）确定种子队或个人数目，种子队或个人的数目一般等于小组数。

（2）抽签方法。种子队先抽签，确定各种子队的级别，然后其他各队或个人再抽签确定组别。

2. 决赛阶段

决赛阶段一般采用同名次赛、分段赛和交叉赛三种主要的编排法。

（1）同名次赛。以预赛时分为四组的比赛为例，决赛阶段每组的第一名编成一组进行单循环赛，决出一至四名，各小组的第二名编在一起决出五至八名。

（2）分段赛。以预赛时分为两组的比赛为例，决赛阶段每组的第一、二名编在一起决出一至四名，每组的三、四名编在一起决出五至八名。

（3）交叉赛。各组的前两名交叉比赛，两场胜者进行决赛以决出第一、二名，两场负者再相互比赛决出第三、四名，各组第三、四名用同样方法决出第五至八名，其余依此类推。

二、淘汰赛

（一）淘汰赛的种类与特点

淘汰赛又称淘汰法。通过比赛逐步淘汰成绩差的，最后评出优胜者的赛制即为淘汰赛。

淘汰赛可分单淘汰、双淘汰和交叉淘汰三种。在球类比赛中若采用淘汰赛，则须一对对地按淘汰表的顺序进行比赛，每次胜者进入下一轮，直到最后一对决定冠亚军。采用此种赛制可大大增加比赛容量，使比赛具有更加强烈的对抗性，但要注意以下几个事项：

（1）运用"种子"分区、抽签和定位等方法，使强者或同一单位参赛者之间避免过早相遇。

（2）采用附加赛法，以确定第二名以后的名次。

（3）增设双淘汰赛，失败两场方被淘汰。

（二）淘汰赛轮数与场数的计算

1．单淘汰赛轮数与场数计算方法

（1）当参加比赛队数或个人数等于2的乘方数，则比赛轮数等于2的指数。

（2）当参加比赛队数或个人数不是2的乘方数，则比赛轮数为最接近比赛队数或人数的、较大或较小的2的指数。

（3）比赛场数为参赛队数或个人数减去1。

例如，若参赛队数或个人数为8，$8 = 2^3$，则轮数为3轮，比赛场数为7场。若参赛队数或个人数为28人，$16（2^4）< 28 < 32（2^5）$，且32比16更接近28，则轮数为5轮，比赛场数为27场。

2．双淘汰赛轮次和场数计算方法

（1）胜方轮次与单淘汰赛相同。

（2）负方轮次＝胜方轮次 ×2－2。

（3）双淘汰比赛场数＝2× 参赛队（个人）数－3。

例如，16个参赛队（个人）进行双淘汰赛，胜者须赛4轮，负者须赛6轮，比赛场数为29场。

（三）如何确定淘汰赛中的"号码位置"

在淘汰赛中安排参赛队（人）位置的号码称"号码位置"。由于参赛队（人）的人数不一定恰好为2的乘方数，在确定淘汰赛的号码位置时，应根据参赛队数或人数，选择最接近的、较大或较小的2的乘方数作为号码位置数。

例如，112人参赛，$64（2^6）< 112 < 128（2^7）$，128较64更接近于112，故使用较大的128个号码位置，将出现轮空号码。132人参赛，选择较小的128个号码位置，将出现有的号码要抢号的现象。

（四）淘汰赛编排方法与注意事项

1.轮空与抢号方法

（1）轮空。在淘汰赛中，当参赛队（人）数小于选用的号码位置数时，第一轮未安排比赛的参赛队（人）即轮空。

轮空队（人）数确定的方法为：轮空队（人）数等于或略大于参加比赛队数的2的乘方减去参加比赛的队（人）数。轮空号码的定位须查"轮空位置表"见表3—3。

表3-3 轮空位置表

2	255	130	127	66	191	194	63
34	223	162	95	98	159	226	31
18	239	146	111	82	175	210	47
50	207	178	79	114	143	242	15
10	247	138	119	74	183	202	55
42	215	170	87	109	151	234	23
26	231	154	103	90	167	218	39
58	199	186	71	155	135	250	7
6	251	134	126	70	187	198	59
38	219	166	91	102	155	230	27
22	235	150	107	86	171	214	43
54	203	182	75	118	139	246	11
14	243	142	115	78	179	206	51
46	211	174	83	110	147	238	19
30	227	158	99	94	163	222	35
62	195	190	67	126	131	254	3

查表方法：用稍大于参赛队（人）数的2的乘方数作为最大位置号数。根据轮空队（人）数，在轮空位置表上由左向右依次找出小于最大位置号数，就是轮空位置。与轮空位置相应的队（人）即在第一轮轮空，直接进入第二轮比赛。

（2）抢号。当参赛队（人）数量刚超过或较少地超过某一个2的乘方，采用轮空则会给制表带来不便，也不利于比赛进行，故常采用"抢号"的方法来确定参加第一轮比赛的队或人。

抢号的方法为：一部分选手通过一场比赛争夺淘汰赛号码位置表上的某一个号码，胜方获得淘汰赛号码位置表上的某些号码，负方则直接被淘汰。

注意"抢号"中被抢的号码亦是通过"轮空位置表"查得，只是查"轮空"号码时较查"抢号"号码时高一次幂乘方数的号码位置。

2. 分区方法

将全部号码位置分成若干个相等的部分，称为"分区"。例如：将全部号码分为上下两个半区，将分出的上下两个半区再分成两半，即为1/4区，依此类推。

3. 种子编排法

在淘汰赛中，由于参赛队（人）数较多，为避免强队或强手过早相遇，降低比赛的精彩程度,可以将他们确定为"种子"。"种子"在号码位置中的具体位置可查"种子位置表",见表3—4。

表3-4 种子位置表

1	256	129	128	65	192	193	64
33	224	161	96	97	160	225	32
17	240	145	112	81	176	209	48
49	208	177	80	113	144	241	16
9	248	137	120	73	184	201	56
41	216	169	88	105	152	233	24
25	232	153	104	89	168	217	40
57	200	185	72	121	136	249	8

查表方法:按比赛所设的种子队数,在种子位置表上从左向右依次找出小于或等于最大位置号数,就是种子队的位置。

4.抽签方法

(1)拟订抽签方案。

(2)准备抽签用具:签卡、抽签记录表、分区控制表。

(3)抽签人员分工。

(4)抽签实施方法:① 种子抽签与定位;② 非种子的抽签与定位:按抽签方案确定的顺序,将各参赛队(人)先分区,后定位;③ 各单位的运动员分批进行抽签;④ 控制平衡与复核检查。

5.淘汰赛编排时的注意事项

(1)球类个人项目赛常采用淘汰赛,由于竞赛项目和场次多,且交叉进行,个别选手还涉及兼项,故编排时应全面检查,以免出现重场、漏场和连场等问题。

(2)淘汰赛时比赛应逐轮进行,以保持比赛进度。

(3)安排好队和个人单项比赛的"决赛",以保证比赛的悬念和精彩程度。

(4)对于同一场馆内安排若干场地进行比赛的小球项目(羽毛球和乒乓球)竞赛,应注意科学合理地使用比赛场地。

三、混合赛

一次竞赛中同时采用循环制和淘汰制的赛制为混合制。采用此赛制时,一般将比赛分为两个阶段进行,第一阶段先将参赛队(人)分组,小组内进行单循环赛,可称为预赛阶段;第二阶段进行交叉淘汰赛决出最后名次,可称为决赛阶段。第一阶段的具体编排见单循环赛。第二阶段采用交叉淘汰赛,每场比赛均须决出胜负。

例如:第一阶段将参赛队(人)分为 A、B 组进行了单循环赛,在决赛阶段,首先将各两组的前两名共计 4 个队(人)编成一组,决出第一至第四名;两组的第三至第四名编成一组,决出第五至第八名。在第一组的比赛中,由 A 组第一名对 B 组第二名、A 组第二名对 B 组第一名,胜者决出冠亚军,负者决出第三、第四名。在第二组的比赛中,由 A 组第三名对 B 组第四名、A 组第四名对 B 组第三名,胜者决出第五、第六名,负者决出第七、第八名。通过以上方法即可决出比赛的前八名。

混合赛制特别适合基层的球类比赛,既可促进参赛者之间的交流,亦不失比赛的对抗性与激烈性。

 思考与练习

(1)如何编排一场田径比赛?

(2)球类比赛的赛制有哪几种?都有何特点?

第四章　田径运动

第一节　田径运动概述

一、田径运动概念

田径是指人类从走、跑、跳、投等自然运动发展起来的身体练习运动和竞技项目，可分为竞走、跑、跳跃、投掷和全能五部分内容。其中以时间计算成绩的竞走和跑的项目称为径赛；以高度、远度计算成绩的跳跃、投掷类项目称为田赛；而由跑、跳、投掷等部分项目组合成的综合项目称为全能运动。

二、田径运动分类

田径比赛的项目可划分为五大类，见表4-1～表4-5。

表4-1　竞走类项目

项　　目	场地赛 /km	公路赛 /km
	5　10	20　50

表4-2　跑类项目

项目类别	具体项目		
短距离跑	100 米短跑	200 米短跑	400 米短跑
中距离跑	800 米跑	1500 米赛跑	3000 米赛跑
长距离跑	5000 米跑	10000 米跑	马拉松（约 42.195 公里）
跨栏跑	110 米栏（男）	100 米栏（女）	400 米栏
接力跑	4X100 米接力	4X400 米接力	
障碍跑	400 米障碍	3000 米障碍	

表4-3　跳跃类项目

类　　别	男　子	女　子	类　　别	男　子	女　子
高度项目	跳高				
撑竿跳高	跳高				
撑竿跳高	远度项目	跳远			
三级跳远	跳远				
三级跳远					

表 4-4　投掷类项目

项　目	铅球 /kg	标枪 /kg	铁饼 /kg	链球 /kg
男　子	7.26	0.8	2	7.26
女　子	4	0.6	1	4

表 4-5　全能运动类项目

组　别	项　目	内容和比赛顺序
男子	十项全能	第 1 天：100 m、跳远、铅球、跳高、400 m
第 2 天：110 m 栏、铁饼、撑竿跳高、标枪、1 500 m		
女子	七项全能	第 1 天：100 m 栏、铅球、跳高、200 m
第 2 天：跳远、标枪、800 m		

三、田径运动的产生与发展

（一）田径运动的起源

在生存环境严酷的原始社会，人类为了生存与繁衍，不得不长途迁徙以躲避各种灾害或奔跑追赶猎物，途中还会越过各种障碍，人类通过投掷石块或锐器等各种捕猎工具获取生活原料。由于在劳动中不断重复这些动作，人类便逐步形成了走、跑、跳跃、投掷等各种技能。随着社会发展和进步，人们将走、跑、跳跃、投掷等作为基本的游戏、锻炼和比赛形式；军事训练中的跑、跳、投掷等身体技能方面的练习，也是促成田径运动诞生的重要因素。

（二）田径运动的发展

古希腊是古代奥林匹克运动的发祥地。公元前 776 年，这里举办了首次真正意义上的有组织、有章程的古代田径运动竞赛。直至 1896 年，在法国社会活动学家、教育家顾拜旦的奔走倡议下，以田径运动为主要比赛项目的首届现代奥林匹克运动会得以召开。此后，田径运动赛事的影响力与日俱增。进入 20 世纪以后，田径运动赛事更是得以在全球各地普遍开展。今天，世界田径运动水平不断提高，新的世界纪录不断被刷新，田径运动正以昂扬的姿态和蓬勃的激情开创新的发展纪元。

（三）我国田径运动的发展与成就

现代田径运动直到 20 世纪初才被我国正式引入。1910 年，我国举办了第一届全运会，但其组织、规则制定、裁判员及工作人员等皆由外籍传教士包办。1924 年我国成功举行了由中国人自己主办的第三届全运会。1930 年，在第四届全运会上，女子田径比赛项目正式设立。我国短跑运动员刘长春分别于 1932 年和 1936 年代表中国参加了洛杉矶和柏林奥运会,其10.7 s的100 m全国纪录保持长达25年之久,到1958年才被中国运动员梁建勋打破。中华人民共和国成立后,我国田径运动得到较快发展,运动员成绩大幅度提升,涌现出了众多优秀的田径运动员。他们在世界田坛享有盛誉,为我国田径运动发展起到了重要的宣传和推动作用。

知识拓展

"飞人"刘翔

刘翔,中国田径110 m栏一级运动员。1983年生于上海普陀区,1998年开始转向跨栏训练。在2004年雅典奥运会上,刘翔以12.91 s的成绩平了保持11年之久的世界纪录。这枚金牌是中国男选手在奥运会上夺得的第一枚田径金牌,抒写了中国田径新的历史!2006年在瑞士洛桑田径超级大奖赛上以12.88 s的成绩打破沉睡13年之久的世界纪录;2007年创造了第九道奇迹,以12.95 s的成绩获得日本大阪的第11届世界田径锦标赛冠军,成为世界上唯一一个集奥运会冠军、世锦赛冠军和世界纪录保持者于一身的男子110 m栏"大满贯"得主。10道高栏、110 m的距离、炮弹般的速度,不仅改变了一个民族关于速度的记忆,弥补了一段想象中的记录空白,也宣告了"刘翔时代"的到来。

四、田径运动的特点

(一)参与广泛

田径运动中的走、跑、跳、投是人类生活和劳动的重要技能,也是田径运动中最基本的活动形式,对提高人体健康水平和发展人的身体素质最全面,且其项目众多,人们可根据自身情况选择不同项目进行锻炼。学校体育教学中,田径项目教学是全面发展学生身体素质的基本途径,也是教学的基本和重点。

(二)竞争激烈

田径运动竞赛是素质、技战术和心理的多重较量,在高水平比赛中这些特点尤为突出。径赛运动员在同一起跑线上进行同等距离的较量,田赛运动员依靠瞬间的发挥取得的成绩;公路赛和越野赛中对运动员意志力的考验等,都充分体现了田径比赛激烈的竞争性。

(三)户外运动为主

田径运动的大部分项目以在户外运动为主,在与大自然亲密接触过程中进行身体活动,对忙碌且缺乏锻炼的现代人而言是非常难得的体验。

（四）能力要求多样化

田径运动的基本运动形式如走、跑、跳、投等综合反映了人在速度、力量、耐力、灵敏和柔韧等方面的能力。由于田径运动每个项目都较突出地反映了人体某一方面的能力,因此对其身体素质也提出了不同要求。

（五）技术性强

虽然田径运动各项目的动作都较简单,但要求却非常精准。要取得优异成绩,必须使个人技术既符合人体生物学结构的基本特点,又符合个人特点。如比赛中运动员常会因一个小细节的偏差而导致成绩下降,甚至动作失败。

五、田径运动的功能

田径运动不仅能够有效提高人全面的身体素质和心理素质,还能实现其教育、培养、塑造人等多重价值。

（一）健身功能

跑可增强心血管系统、呼吸系统及其他系统的工作能力,同时有助于提高中枢神经系统的调节能力;还能有效地发展速度、速度耐力、耐力、力量等基本身体素质,提高心肺功能及无氧和有氧代谢水平。

人体在做跳跃类动作时必须进行高强度的神经活动,肌肉须用力克服重力障碍,这些动作可提高身体控制和集中用力能力,是发展弹跳力、爆发力以及协调性、灵敏性的首选。

投掷项目的健身价值主要体现在对力量的训练上,可保持并增强肌肉力量,改善人体灵活性。通过投掷练习能有效发展肩、躯干、臀部和腿部等肌肉力量,使身体线条更完美。

（二）教育功能

田径运动对培养学生坚强的意志品格,养成不断战胜自我的性格和促进独立个性完善等方面有着异曲同工之妙。主要表现在田径运动严格的规章制度有利于培养人的独立性和自我调控能力;项目的持久、枯燥重复性有利于培养人坚忍的意志品格、高度的集中注意力等。

（三）竞技和观赏功能

国际综合性运动比赛中常有"得田径者得天下"之誉，田径运动项目众多，参设的金牌数目相对也较多，因此人们对其关注度也较高。尤其是一些综合性大赛尾声阶段，往往是悬念重重，不到最后一刻很难决出胜负。

目前国际上重要的田径赛事主要有夏季奥运会田径比赛、世界杯田径赛、世界田径锦标赛和世界田径赛系列赛（黄金大奖赛）；国内重要田径赛事主要有全国运动会田径比赛、全国田径运动会、全国田径冠军赛和全国青年田径锦标赛。

第二节　田赛

田赛项目主要包括跳跃类和投掷类项目，如常见的跳高、跳远、掷铅球、掷标枪、掷铁饼等以高度和远度来计算成绩的项目。田赛的项目众多，本书主要介绍高校教学和竞技比赛中常见的运动项目跳高、跳远、掷铅球、掷标枪等运动技术的基本动作要领及练习方法。

一、跳跃类和投掷类项目的技术原理

（一）跳跃类项目的技术原理

跳跃类项目有跳高、撑竿跳高、跳远和三级跳远四个项目。虽然它们跳跃的形式不同，有垂直和水平两种类型的跳跃，但是动作都是先从静止状态下开始身体的水平位移运动，然后转为抛射运动。因此分析跳跃类项目的技术原理可采用物理学中机械力学抛物线运动理论来指导运动技能实践。

物理学抛物线运动中远度和高度公式分别为：

$S = (V\sin 2a)/g$

$H = (V\sin^2 a)/(2g)$

S 为远度，H 为高度，V_0 为初速度，a 为抛射角度，g 为重力加速度。

结合这两个公式，研究认为影响跳跃类项目运动成绩的基本因素为腾起初速度、腾起角度和腾起瞬间身体重心高度。腾起初速度受人体起跳前获得的水平位移速度的大小和起跳时高速度的利用率等因素的影响。腾起角度受人体腾起瞬间向前的水平分速度和向上的垂直分速度的影响，与蹬地反作用力方向有关。腾起瞬间身体重心高度受自身身高和各运动关节所处的位置所制约。

（二）投掷类项目的技术原理

投掷类项目有铅球、标枪、铁饼和链球四个项目。虽然这四个项目使用的器材形状、重量和技术形式不同，但是它们都是通过人体运动将器械掷出，近似物体的抛物线运动，因此分析投掷类项目的技术原理可采用生物力学、生理学及力学等理论来解释和分析。

投掷类项目属于物体斜抛运动，其力学公式为：

$S = (V\sin 2a)/g$

S 代表器械飞行距离，V_0 为初速度，a 为抛射角度，g 为重力加速度。

决定投掷类项目成绩远度的因素有器械出手的初速度、出手的角度、出手点的高度和器械在空气中飞行时受到的气流影响等。

二、跳跃类项目的动作技术分析及练习方法

（一）跳远动作技术分析及练习方法

跳远（long jump）的完整技术可分为助跑、起跳、腾空和落地四个环节。

1. 助跑

跳远助跑是由站立式起跑逐渐加速的过程，理想稳定的助跑方式是由逐渐、持续加速跑实现的。一般助跑距离为 30～50 m，助跑至起跳前跑的步幅和步频不断增加，上体逐渐直立；在最后 3～5 步助跑中，将由水平速度转换为垂直速度，因此需尽可能保持已获得的最大速度。尤其是下肢膝关节应比短跑摆腿时摆地更高，以确保上体正直姿势；最后 3 步助跑中，步幅和节奏应调整为短—长—短形式，倒数第二步的步幅稍长，适当降低身体重心，利于在起跳时增大垂直分力的加速度距离。

助跑动作技术要点如下：

（1）助跑必须做到加速快、上板准，步幅和步频要相对稳定，最后几步助跑节奏要积极；重心移动轨迹平稳，直线性好。

（2）助跑速度逐渐提高，当踏上起跳板时，争取达到最高的助跑速度。

2. 起跳

起跳由踏板、缓冲和蹬伸三阶段完成。踏板阶段，需全脚掌快速着地，同时起跳腿充分伸直，起跳脚快速向下，向后扒地；缓冲阶段，起跳脚应适当弯曲约 165°，摆动腿快速前摆；起跳离地时，运动员摆动腿前摆至大腿几乎呈水平，小腿自然下垂，上体保持正直。

起跳动作技术要点如下：

（1）最后一步摆动腿蹬地送髋要积极，起跳腿迈步放脚要迅速。

（2）起跳时抬头挺胸，上体正直，髋、膝、踝三关节充分蹬直伸展；蹬摆配合协调，摆动动作积极快速，幅度要大。

3．腾空

跳远有三种腾空式技术类型，主要介绍常见的蹲踞式。起跳腾空后摆动腿充分前摆，尽可能保持长时间的腾空步姿势。腾空初期，躯干保持正直，手臂完成由前上向下绕至身体后方的半圆动作；准备落地时，起跳腿向前摆动，摆动腿的膝关节充分伸直，躯干向前倾；着地瞬间，身后的手臂快速前摆。

腾空动作技术要点如下：

（1）腾空阶段必须保持身体在空中的平衡，落地前能够做到高抬大腿，前伸小腿，充分做好落地前的准备动作。

（2）腾空阶段必须保持抬头挺胸姿势。

4．落地

脚跟触及沙面后，迅速屈膝缓冲，臀部顺势前移，两臂由后向前摆动，自然协调平稳落在沙坑里。

5．跳远技术练习方法

（1）连续跑 3～5 步起跳练习。跑 3～5 步后，做跳远—起跳—腾空步的动作后摆动腿或双腿落地。腾空时上体保持正直，抬头挺胸，摆动腿的幅度要大。

（2）原地或行进间空中技术模仿练习。原地或者行进间可按照节拍做摆动起跳—空中展体—收腹举腿落地动作，注意动作间的协调。

（3）全程助跑跳跃练习。全程助跑 16～18 步，进行跳远完整技术练习，尽量体现跑得快、上板节奏快、起跳快的技术特点。

（二）跳高动作技术分析及练习方法

主要介绍背跃式跳高动作基本技术特点及练习方法。背跃式跳高是用特定的弧线助跑，起跳后背对横杆并背跃过杆的跳高技术，由助跑、起跳、过杆和落地几个环节构成。

1．助跑

助跑步数通常是 8～12 步，助跑时采取先直线后弧线的助跑路线。助跑的后三步，身体向助跑弧线圆心倾斜度逐渐增加。在倒数第二步，前倾的身体适度后倾来降低身体重心，延长身体重心的加速路线。最后一步，起跳脚着地时，身体内侧的一侧抬高，身体转为直立姿势，重心顺势提高，产生在腾空阶段身体转动所需的角动量。

助跑动作技术要点如下：

（1）助跑轻松自如，速度由慢到快，尽量发挥水平速度。最后几步节奏积极，频率加快，为起跳做准备。

（2）助跑的直线和弧线衔接自然、连贯、平稳。弧线助跑要内倾，内侧肩关节低于外侧肩，最后一步不能倒向横杆。

2．起跳

起跳脚着地时身体稍后倾，起跳脚沿助跑弧线的切线方向，距横杆近1 m处以全脚掌着地，积极有力和伸展性着地，产生强大的反应弹应力。动作特点是身体直立、起跳腿用力蹬伸、弯曲摆动腿向上摆动和手臂提起。

起跳动作技术要点如下：

（1）起跳腿迈步踏上起跳点时，身体达到最大内倾，不能将身体重心移过支撑点而倒向横杆。起跳脚落地轻快，放脚位置沿助跑线的切线，不外撇。起跳时起跳腿送髋积极，迈步放脚低、平、快，全脚掌扒地迅速。

（2）摆动腿最后一步蹬伸积极有力，快速摆动，协调好摆动腿和手臂。起跳腿膝关节支撑缓冲要小，做到快速起跳和助跑的自然衔接。

3．过杆和落地

起跳结束时，充分伸展身体，向上腾空，利用摆动腿的力量尽量抬高髋部位置，然后以摆动腿同侧的臂、肩先过杆，顺势仰头、倒肩、挺髋，围绕横杆旋转；在横杆上，髋部超过两膝时，形成背弓的拱形结构，使头、肩、背、腰、髋、腿依次越过横杆。当髋和大腿越过横杆后，屈髋，小腿积极上举，收下颌靠近胸部。落地时保持一定的肌紧张，背部落地，顺势缓冲（见图4—1）。

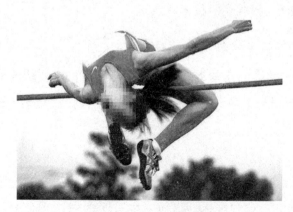

图4-1　过杆瞬间示意图

过杆和落地技术要点如下：

（1）过杆时仰头、倒肩、挺髋、收腿需连贯自然，顺势完成；仰头倒肩时机适宜；腰腹肌需主动控制空中姿势，使身体各部分成为一个整体。

（2）仰头过杆后顺势收下颌，避免头部先落垫，造成颈部损伤。

4．跳高技术练习方法

（1）走 1～2 步的迈步起跳摆动练习。在横杆前自然走动 1～2 步，摆动腿积极蹬伸送髋，起跳脚迅速迈步放脚支撑挑起，摆动腿、臂用力向上摆动。

（2）弧线上跑 2～3 步迈步起跳摆动向内转体 90° 练习。弧线上跑 2～3 步，迈步放脚起跳，摆动腿和摆动臂积极摆动，顺势向内转体 90°，面对圆心。

（3）原地双脚起跳背跃过杆练习。背对垫子，两脚蹬地起跳，顺势向后上方仰头、倒肩、送髋，做出背弓越过横杆后，背肩部继续下潜，顺势收腹甩小腿，背部落垫。

（4）全程助跑背跃式过杆练习。全程助跑 8～10 步，充分向上跳起，顺势向后上方仰头、倒肩、送髋，做出背弓越过横杆后，背肩部继续下潜，顺势收腹甩小腿，背部落垫。

三、投掷类项目的动作技术分析及练习方法

（一）铅球动作技术分析及练习方法

主要介绍背向滑步推铅球的基本技术特点及练习方法。背向滑步推铅球可分为握持铅球、预备姿势、滑步、最后用力和缓冲五个环节，具体的连续动作如图 4-2 所示。

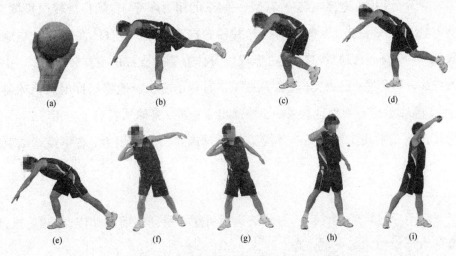

图 4-2　背向滑步推铅球连续动作示意图

1．握持铅球

以右手投掷为例，五指自然分开，将球放在食、中、无名指指根处，拇指和小指夹在球两侧，手腕背屈。握好球后，将铅球放在肩上锁骨窝处，贴着颈部，右臂屈肘，掌心向前，握持臂的大臂和身体夹角保持约 45°。

2．预备姿势

双脚平行站立在投掷圈的后沿内，上体前倾呈水平，左腿轻轻弯曲，靠近支撑腿，在动作无停顿的情况下滑步（低姿势）或摆动腿向后上方抬起约与地面成水平，当支撑腿大约弯曲成 100° 时，摆动腿弯曲并靠近支撑腿（高姿势）。

3．滑步

滑步（以背向滑步为例）由摆动腿向投掷方向的摆动开始，右脚蹬离地面，身体重心向投掷方向移动。左腿向斜下方摆动，使身体向投掷方向运动。当身体重心移过支撑腿时，右腿开始向投掷方向用力。右腿积极回收，右脚以前脚掌着地，并逐渐转向投掷方向，此时下肢动作领先于身体，上体和铅球留在后面，头和左臂转向投掷方向，髋与肩约成 90°。

滑步动作技术要点如下：

（1）掌握适宜的摆蹬时机，左腿的摆蹬应指向抵趾板，上体处于适宜的背向姿势。

（2）收拉小腿时，右腿应沿直线回收，上体不能主动抬起，并尽可能保持原来的背向姿势，形成肩与髋轴的扭紧状态。

（3）滑步时，注意摆、蹬、收、落动作之间的协调配合。

4．最后用力

由右腿开始用力，遵循右腿—右髋—躯干的用力顺序。右髋积极转向投掷方向，形成肩与髋的扭紧姿势，上体逐渐抬起并移向推球方向，当身体左侧移至与地面垂直的瞬间，左肩固定，右腿快速蹬直，形成以身体左侧为支撑的支撑轴。上体、头转向推球方向，右肩前送，抬头挺胸，以胸带肩，右臂迅速积极地将球推出。当球要离手时，右手屈腕，手指有弹性地拨球，加快球出手速度，将球从右肩上方沿 35°～40° 的角度推出。最后用力动作的技术要点为铅球离手以左脚用力、右手拨球结束推球动作。

5．缓冲

铅球出手后，紧接一个换步，右腿的支撑可缓冲身体向前的动作，左腿后摆，同时降低身体重心以防止踩上抵趾板。

6．铅球技术练习方法

（1）双手正向推铅球练习。两脚前后开立，左脚在前，右脚在后，右膝微屈，上体稍后仰，重心在右腿，双手持球于胸前，右腿快速蹬伸，结合躯干及手臂的力量将球向前上方推出。

（2）原地背向推铅球练习。两脚左右开立，左腿稍向右，躯干右转且前倾，身体重心位于弯曲的右腿上，左臂横于胸前，右腿蹬转，上体逐渐转向投掷方向后，两腿充分蹬伸，右臂迅速将球掷出。

（3）上步推铅球练习。两腿前后开立，左脚在前，躯干保持正直且稍向右扭转。右腿向前跨出，使上体形成一定的后倾，左脚前跨着地时，迅速将球掷出。

（二）标枪动作技术分析及练习方法

掷标枪的完整技术，从技术结构上可分为四部分，由握持枪、助跑、最后用力和缓冲动作组成。

1．握持枪

以右手持枪为例。标枪斜放在右手掌心，拇指和中指握在标枪把手末端上沿，食指自然弯曲斜握在标枪上，无名指和小指握在把手上。握好枪后，右手持枪于右肩上，持枪在头侧，枪尖稍低于枪尾。

握持枪动作技术要点如下：

（1）注意肌肉用力大小，标枪与身体保持的位置、枪尖与枪尾的高低、助跑中手对枪身的控制等。

（2）注意引枪到位，引枪与低、平、快的投掷步协调。

2．助跑

助跑的距离应根据投掷者发挥速度的快慢而定，一般为 25～35 m，可分为两个阶段，即预跑阶段和投掷步阶段。

预跑阶段主要是加速，持标枪于头部高度，枪尖稍微低，手背朝外。跑进中上体需稍微前倾，前脚掌着地，大腿稍抬高，加强后蹬力量，动作轻快而富有弹性，持枪臂随着跑步节奏与左臂配合，前后自然摆动，并与下肢动作协调一致，在加速中进入投掷步。预跑路线呈直线，步数可根据自身的运动能力，选择 8～12 步不同的步数。

五步投掷步的前四步一般是：第一步大，第二步小，第三步大，第四步小。前四步动作要领具体如下：

第一步，左脚踏上第二标志线，右脚积极前迈，同时右肩后撤并开始向后引枪，左肩逐渐向标枪靠近，左臂自然摆至胸前，眼向前看，髋部正对投掷方向，持枪臂尚未完全伸直。

第二步，当右脚落地，左脚离地前迈开始了投掷步的第二步。左脚前迈时，髋稍向右转,右肩继续后撤并完成引枪动作,右手接近于肩的高度,枪身与前臂夹角较小,枪尖靠近右眉,保证标枪纵轴和投掷方向一致。

第三步,由左脚落地开始,左脚一落地,右腿膝关节自然弯曲,大腿带动小腿积极有力地向前摆出,当右腿靠近左腿时,左腿快速有力地蹬伸,促使右腿加快前迈。此时髋轴转向投掷方向,并与肩轴形成交叉状态。左臂自然摆至胸前,有助于左肩继续向右转动,加大躯干的向右扭转。右脚尖外转用脚跟外侧先落地,然后过渡到全脚掌,与投掷方向约成45°。躯干和右腿成一条直线,整个身体向后倾斜与地面形成一定的夹角。

第四步,交叉步右脚尚未落地之前,左腿积极前迈。右腿落地,重心落在弯曲的右腿上,右腿继续积极蹬地,加快髋部水平方向移动,同时加快左腿的前迈。左腿前迈时,大腿不宜抬得过高,左脚用内侧或脚跟先着地,做出强有力的制动和支撑,左脚落地的位置应在右脚落地前投掷方向线的左侧 20 ~ 30 cm 处。

3．最后用力

投掷步的第四步右脚着地后,由于惯性,髋部迅速向前运动,在超越了右腿支撑点之后,右脚开始最后用力。当第五步左脚着地,便形成了以左脚到左肩的左侧支撑,为右腿继续蹬地转髋创造条件。右腿继续蹬地,推动右髋加速向投掷方向运动,使髋轴超过肩轴,同时髋部牵引着肩轴向投掷方向转动,在肩轴向投掷方向转动的同时,投掷臂向上转动,带动前臂、手腕向上翻转,当上体转为正对投掷方向时,形成了"满弓"姿势。此时投掷臂处于身后,与肩高、躯干几乎成直角。弯曲的左腿做迅速、有弹性的蹬伸,同时胸部尽量前送,并带动小臂向前做"鞭打"动作,使全身的力量通过手臂和手指作用于标枪纵轴。标枪出手的适宜角度为 30°～ 35°。

最后用力动作的技术要点如下:

(1)助跑与最后用力之间的衔接要快,有用力意识,鞭打动作放松有力,标枪飞行正常,落地有效,步点准确。

(2)翻肩鞭打同时要有送髋动作,形成腿、髋、腰、胸、肩、臂和手的链状鞭打动作,体会"自上而下""以大带小"的鞭打用力姿势。投掷步低,协调滚动向前。

4．缓冲

标枪出手后,右腿应及时向前跨出一大步,降低身体重心,保持平衡。

5．标枪技术练习的方法

(1)原地投枪练习。两脚前后开立,身体重心位于弯曲的右腿上,前腿稍微弯曲,向右侧转肩使左侧面对投掷方向,同时身体后倾,伸直右臂完成引枪。之后向前转动右膝及右髋,经全身协调用力将标枪掷出。

(2)交叉步投枪练习。侧对投掷方向站立,投掷臂引枪充分伸展,从右腿到左腿依次向投掷方向跨出,右脚落地后,左脚于右脚落地前,迅速向前转动右脚、膝、髋,掷出标枪。

(3)投掷步标枪练习。面对投掷方向站立,举枪于肩,向右转肩90°,完成引枪,眼向前看,保持投掷臂伸直,使枪尖位于眉毛处。可选择四步投掷步:第一步从右脚开始,第二步左脚向前迈,第三步交叉步,第四步最后用力。第四步左脚落地要迅速,向投掷方向转动髋部,掷出标枪。

第三节 径赛

径赛项目主要包括竞走和跑步项目,如常见的短跑、中长跑、长跑、跨栏跑、接力跑、竞走等以时间来计算成绩的运动项目。径赛运动项目相对较多,本书主要介绍高校体育活动中常见的短跑、中长跑、跨栏和接力跑等动作技术的基本要领及练习方法。

一、跑类项目的技术原理

跑步是周期性的运动项目,一个跑步周期包括人体的左右腿各支撑一次地面,身体出现两次腾空,以此划分跑步的技术为支撑阶段和腾空阶段。从单腿的动作分析来看,可分为连续不断且互相衔接的下落着地、支撑缓冲、蹬伸离地和折叠前摆四个技术阶段。

决定跑速的因素主要有步长和步频,两者的乘积即为跑步速度。

步长的大小受身体形态、下肢运动幅度、跑步动作协调性、关节灵活性、蹬地力量大小和方向、蹬伸动作质量及跑道弹性、风向及风力等众多因素影响。步频主要受人体神经系统灵活性支配,还受下肢运动关节比例、髋部和腿部肌肉力量及协调性等因素的影响。二者互相依存,互相制约,实践中需保证适宜的步长和协调的步频才能达到理想的跑步速度。

🕮 **知识拓展**

慢跑的健身作用

慢跑简便易行,健身作用明显,目前在国内外已成为一种锻炼身体和

预防疾病的重要方法，为越来越多的人所接受和选择，并被人们称为"有氧代谢运动之王"而风靡全球。

进行放松的慢跑运动，能增强呼吸功能，增加肺活量，提高人体的肺通气和换气能力；还可使血流加快，血管弹性增加，改善血液循环；能加快机体新陈代谢，改善脂类代谢，防止血液中脂质过高；能有效控制体重，预防动脉硬化，调整大脑皮质的兴奋和抑制过程，有效消除大脑疲劳；锻炼血管平滑肌，增加血管的张力等。因此慢跑对于增进健康、增强体质、减肥瘦身、保持优美体态和心情舒畅具有重要的作用。

二、跑类项目的动作技术分析及练习方法

（一）短跑项目的动作技术分析及练习方法

短跑项目包括 60 m、100 m、200 m 和 400 m 跑，距离越短，最快速跑的可能性越大，对其技术要求也越高。这些运动项目主要依靠 ATP－CP 和糖酵解系统供能，称为极限强度运动。

短跑是一个不可分割的整体，习惯上将短跑分为起跑、起跑后的加速跑、途中跑及终点跑几部分。现逐个介绍其技术要领。

1. 起跑

起跑是为了使身体迅速摆脱静止状态，获得向前的最大初速度，为之后的加速跑创造条件。正规田径短跑比赛中运动员必须在起跑器上采取蹲踞式姿势起跑，目的是使脚有更加稳定的支撑并形成良好的用力姿势，利于起跑时获得更大的前冲力，为加速跑创造更有利的条件。

起跑过程包括"各就位""预备"和"鸣枪"三个阶段。

听到"各就位"后，运动员可连续做几次深呼吸，适当放松来稳定情绪，到起跑器前，俯身，两手撑地，两脚依次蹬在起跑器的抵足板上，后膝跪地。之后将双臂收回至起跑线后支撑并伸直，两手间距离与肩同宽或比肩稍宽，双手虎口向前，四指并拢或稍分开与大拇指成"人"字形支撑。身体重心稍前移，肩与起跑线基本平行，头与躯干在一条直线上，颈部自然放松，两眼目视前方半米处，注意听"预备"口令（见图 4－3）。

听到"预备"口令后，臀部抬起至与肩同高或比肩稍高，重心前移，身体重量落在两臂和前腿上。前腿的大小腿夹角为 90°～100°，后腿的大小腿夹角为 110°～130°，两脚紧贴抵足板，保持整体动作的稳定性，注意力集中，准备听枪声（见图 4－4）。

听到枪声后，两腿迅速蹬离起跑器，两臂屈肘用力做前后摆动，使身体向前上方运动，躯干尽量前倾，与水平线夹角为 15°～20°（见图 4—5）。

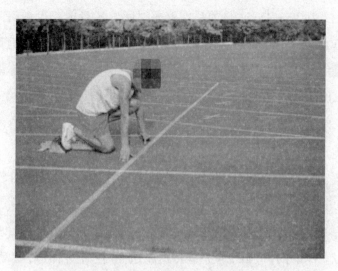

图 4-3 各就位后姿势图

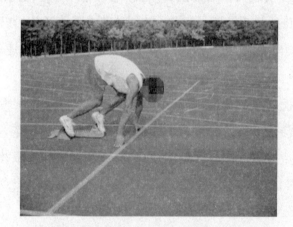

图 4-4 预备后姿势图

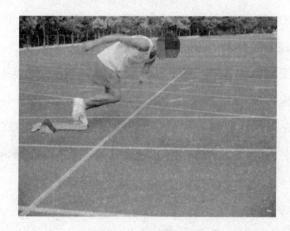

图 4-5 鸣枪后姿势图

2. 起跑后的加速跑

起跑后的加速跑是从蹬离起跑器到途中跑之间使身体达到最高速度的一个阶段，这个阶段长度为 20～25 m，目的是在最短时间内使身体获得最高速度。

两腿蹬离起跑器后，躯干尽量保持前倾使身体获得更多的加速力量，还须加快手臂的摆动和脚的蹬地动作。身体的前倾角度随步长和跑速的增加逐渐减小，最后接近于途中跑的动作姿势。起跑后的加速跑，前面几步步长不宜过大，第一步为 2～2.5 倍脚长，第二步为 4～4.5 倍脚长，之后逐渐加大。

3. 途中跑

途中跑是短跑过程中跑动距离较长、距离终点约 10 m 的一个阶段，百米跑中全长约为 65～70 m，目的是使身体保持最高跑速。

以前脚掌落地，做出向下、后的扒地动作，在支撑腿的膝关节缓冲过程中，只做最小幅度的弯曲，支撑腿的髋、膝、踝关节在蹬离地面时，充分伸展，摆动腿迅速将大腿摆至水平位置。腾空阶段可分为前摆和回收阶段。前摆阶段摆动腿的膝向前、上摆动；回收阶段支撑腿的膝关节明显弯曲，以形成小的摆动半径，摆臂积极放松。支撑腿即将落地时，主动向后用力，尽最大可能避免落地时发生的减速动作。

4. 终点跑

终点跑是短跑的最后阶段，其目的是尽力以途中跑的高速度跑过终点线。

终点跑要求在身体已疲劳的情况下，保持途中跑的正确技术，动员全部力量，以最快速度冲过终点。技术上要求上体稍微前倾，并注意加强后蹬和两臂的用力摆动，到离终点 1～2 步时，上体前倾，用躯干撞击终点线。注意跑过终点后逐渐减速，不要突停以免跌倒受伤。

5. 弯道跑

在 200 m 和 400 m 项目中，有一半以上距离在弯道上进行，因此其起跑、起跑后的加速跑和弯道阶段的跑在技术上与直道跑略有不同。

弯道跑时为克服向前跑进直线性运动的惯性，需改变身体姿势和后蹬、摆动的方向以产生向心力，能顺势沿弯道跑进。跑进时身体稍向圆心方向倾斜；后蹬时右脚用前脚掌的内侧，左脚用前脚掌外侧着地；右膝关节稍向内，左膝关节稍向外；右臂后摆时肘关节稍偏向右后方，前摆时稍向左前方，左臂靠近体侧，右臂的摆动幅度大于左臂。

6. 短跑技术要点分析

（1）起跑后的加速跑上体要保持较大前倾，随速度、步长的逐渐增加，上体逐渐抬起。

（2）途中跑动作轻松，上体和两腿的蹬摆配合协调。注意摆动时幅度要大，动作积极迅速；小腿回摆后积极迅速扒地。

（3）终点跑注意高速度，上体以较大的前倾度做撞线动作。

7. 短跑技术练习方法

（1）小步跑练习。上臂正直，肩放松，两臂自然摆动。髋、膝、踝关节放松，迈步时膝向前摆出，髋关节稍有转动；当摆腿的膝向前摆出时，另一侧的大腿积极下压，足前掌积极扒地，着地时膝关节伸直，足跟提起。

（2）高抬腿跑练习。上体正直或稍前倾，两臂自然摆动。大腿积极向前上方摆动并高抬到水平位置，稍微带动同侧髋向前，大小腿尽量折叠，脚跟接近臀部。抬腿的同时，另一腿积极下压，用足的前脚掌着地，重心提起，踝关节缓冲。

（3）后蹬跑练习。上体正直或稍前倾，两臂自然摆动。摆动腿积极向前上方摆出，摆动腿前摆时，另一腿积极下压，前脚掌扒地式着地，膝、踝关节缓冲后迅速转入后蹬。

（4）车轮跑练习。高抬大腿的基础上，加大大腿的摆动幅度，大腿下压同时，小腿主动回摆扒地，前脚掌扒地式着地。

（二）中长跑项目的动作技术分析及练习方法

中长距离跑是耐力性较强的运动项目，主要靠糖酵解和糖、脂肪及蛋白质的有氧氧化分解供能。一般将 800～10 000 m 统称为中长跑项目。中长跑项目的完整技术均可分为起跑、起跑后的加速跑、途中跑和终点跑四个环节。

1. 起跑

中长跑采用站立式起跑。当听到"各就位"口令后，先做几次深呼吸，然后走到起跑线后，两脚前后开立，用力脚在前，紧靠起跑线后沿，前脚跟和后脚尖之间的距离约一脚长，两脚左右间隔约半脚，身体重心落在前脚上，后脚用前脚掌支撑站立。眼睛看前下方，身体保持稳定，集中注意力听枪声或"跑"的口令。

听到枪声或"跑"的口令后，两腿用力蹬地。后腿蹬地后迅速前摆，前腿迅速蹬直，两臂配合两腿动作做快而有力的摆动，使身体快速向前冲出，在短时间内获得较快的跑速。

2. 起跑后的加速跑

加速跑时两腿迅速用力蹬地，配合两臂积极摆动，力争较短时间内达到预定速度。一般中距离跑的加速距离稍长。无论是在直道还是弯道上起跑都应尽量沿跑道内侧切线方向跑进,以抢占有利位置。

3．途中跑

途中跑是中长跑的关键环节,直接影响最终成绩,且其距离较长,因此要调整好途中跑节奏,动作轻松合理。上体正直或稍前倾,两臂稍微离开躯干,肘关节自然弯曲,以肩为轴前后自然摆动,摆幅适当。当摆动腿通过身体垂直部位向前摆动时,支撑腿的各关节要迅速蹬伸,首先伸展髋关节,再迅速伸展膝关节和踝关节,后蹬结束时腿几乎伸直。后蹬腿蹬离地面后,身体进入腾空时期。当后蹬腿的大腿开始向前摆动时,小腿顺惯性自然摆起,膝关节弯曲,形成大小腿折叠的姿势。当摆动腿的大腿开始下落时,膝关节亦随之自然伸直,并用前脚掌着地。

4．终点跑

终点跑是临近终点的一段加速跑,进入最后直道时,要尽全力进行冲刺跑。技术要求类似于短跑的终点跑。

中长跑途中会出现极点现象,它是一种正常的生理现象,一方面要加深呼吸,调整跑速;另一方面要发扬拼搏精神,坚持到底。全程跑时注意力要集中,还应合理调节跑速,有计划地分配体力以充分发挥身体潜能。

5．中长跑的战术分析

中长跑由于距离较远,对运动员身体耐力素质要求较高,因此在运动过程中需要掌握一定的战术技巧。

(1)匀速跑战术。除了起跑后的加速跑和重点的冲刺跑外,全程采取高速的匀速跑。

(2)变速跑战术。可采取突然加速或减速的方法,打乱对手的跑步节奏。

(3)领先跑战术。起跑后一段距离,尽力保持高速度直至终点。

(4)跟随跑战术。起跑后始终跟随在领先者后面,力争在最后冲刺阶段超越对手。

6．中长跑技术练习方法

(1)匀速跑练习。规定时间内反复跑一定距离,并估算时间。

(2)定时跑练习。规定时间和距离之内必须到达。

(3)变速跑练习。弯道加速、直道匀速或弯道匀速、直道加速跑练习。

(4)越野跑练习。在草地或公路上跑一定距离。

(三)跨栏跑项目的动作技术分析及练习方法

跨栏跑的基本技术可分起跑至第一栏的技术、过栏技术和栏间跑技术。

1．起跑至第一栏

起跑的过程与短跑基本相同,一般采用 8 步起跨,起跑时应把起跨脚放在前起跑器上;起跑后上体抬起要比短跑时来得快。

2. 过栏

过栏是跨栏技术的关键部分,它由起跨、腾空过栏和下栏着地等动作组成。

(1)起跨。起跨前应保持较高跑速,最后一步步长比前一步小,当起跨腿脚掌着地时,摆动腿由体后向前摆动,大小腿在体后开始折叠,膝关节摆至超过腰部高度。两腿蹬摆配合完成起跨运动过程中上体随之加大前倾,摆动腿异侧臂往前上方摆出,另一臂屈肘摆至体侧,形成"攻栏姿势"。

(2)腾空过栏。腾空后身体重心沿起跨形成的腾空轨迹向前运行。起跨腿蹬离地面后,摆动腿大腿继续向前上方摆至膝关节超过栏架高度,小腿迅速前摆,当脚掌接近栏架时,摆动腿几乎伸直,脚尖稍微上翘。摆动腿的异侧肩臂一起伸向栏架上方。上体加大前倾使头部接近摆动腿的膝略高于踝,见图 4—6。

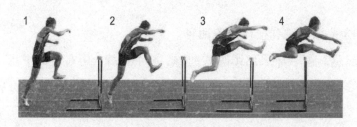

图 4-6　起跨攻栏姿势及腾空过栏姿势

(3)下栏着地。摆动腿积极下压,起跨腿加速向前提拉,以髋为轴完成两腿剪绞动作,摆动腿脚掌移过栏架的同时,起跨腿屈膝外展,小腿收紧抬平,脚尖勾起足跟靠臀,以膝领先经腋下加速前拉。当脚掌过栏后,膝继续收紧向身体中线高抬,脚掌沿最短路线向前摆出,身体成高抬腿跑的姿势,伸直下压的摆动腿在接触地面时,前脚掌积极扒地。

3. 栏间跑

栏间跑第一步的水平速度因过栏有所降低,蹬地起步时膝关节始终伸直,因而第一步短于后面两步。第二步的动作结构和支撑及腾空时间关系大致与短跑的途中跑相同。第三步因准备起跨形成一个快速短步,动作特点与跨第一栏的最后一步相同。

4. 跨栏跑动作技术要点

(1)掌握好栏间跑节奏,跑步轻松自然,节奏合适。

(2)全程跑分配好体力,尽量用匀速跑,控制好节奏。

5. 跨栏跑技术练习方法

（1）原地支撑栏架外侧起跨腿过栏练习。距肋木 1 m 处横放一栏架,起跨腿靠近栏架一侧站立,做起跨腿提拉练习。

（2）走或慢跑起跨腿栏侧过栏练习。栏间距设为 7～8 m,中间走或慢跑,摆动腿抬高迈步过栏,起跨腿提拉过栏练习。

（3）慢跑中跨栏步练习。徒手跨栏步练习,不用支架。慢跑中摆动腿屈膝向前上方摆出,接着大腿下压用前脚掌着地。同时起跨腿蹬离地面,屈膝外展经体侧向前提拉到身体正前方,两臂协调配合摆动。

（4）全程跨栏跑完整技术练习。站立式起跑跨过栏间距离的 8～10 栏,然后蹲踞式起跑跨栏,最后逐渐将栏间距离拉大,接近正式比赛距离。

（四）接力跑项目的动作技术分析及练习方法

接力跑的技术基本同短跑,只是要在跑的过程中传递接力棒,要求队员之间协调配合,保证在快速跑中完成传、接棒动作。

1. 起跑

起跑可分为持棒起跑和接棒起跑两种。

（1）持棒起跑。第一棒采用蹲踞式起跑,右手持棒,用右手的中指、无名指和小指握住棒的下端,拇指和食指分开,虎口朝前成“人”字形撑地,起跑的基本技术与短跑相同。

（2）接棒起跑。接棒起跑一般采用半蹲踞式或站立式起跑姿势进行起跑。第二、四棒选手站于跑道外侧,第三棒选手站于跑道内侧。起跑时眼看传棒选手并进入加速跑状态。

2. 传接棒

传接棒技术可分三阶段:预备、加速和传接棒阶段。在预备阶段,传棒人须尽可能保持最大跑速,接棒人准确掌握起跑时机。在加速阶段,传棒人须继续保持跑进速度,接棒人则尽最大能力进行加速,使二人的速度尽量保持一致。在传接棒阶段,运用专门的技术在最短时间内完成接力棒的传接。这里主要介绍传接棒方法。

传接棒一般采用不看棒的传接方式,分为上挑式和下压式两种。

（1）上挑式。接棒人手臂自然后伸,手臂和躯干成 40°～45°,掌心向后,虎口朝下。传棒人将棒由下向前上方挑送到接棒人手中(见图 4—7)。

（2）下压式。接棒人手臂后伸,与躯干成 50°～60°,掌心向上,虎口向后,拇指向内。传棒人将棒的前端由上向下压送到接棒人手中(见图 4—8)。

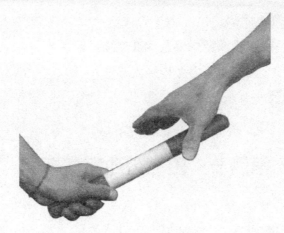

图 4-7 上挑式接棒

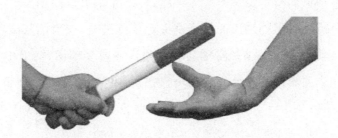

图 4-8 下压式接棒

　　传接棒的时机是在 20 m 接力区和 10 m 预跑区的 30 m 内,传接双方都发挥自己最高跑速时,为传接棒的最佳时机。

　　一般当传棒人距离接棒人 1.5～2 m 时,传接双方在高速情况下顺利完成传接动作的瞬间,身体重心相隔的最大水平距离为获益距离。

　　3. 各棒人员的配合

　　4×100 m 接力跑成绩主要取决于各队员的短跑速度和传接棒技术。在棒次安排上,一般第一棒选择善于起跑和弯道跑的选手;第二棒则是传接棒技术熟练且速度耐力较好的选手;第三棒除具备与第二棒相同的长处外,还应善于跑弯道;第四棒应选用短跑成绩最好、冲刺能力最强的选手。

　　4×400 m 接力跑传接棒技术相对简单。接棒运动员背向传棒运动员,左手后伸等待传棒运动员;接棒运动员根据传棒运动员的跑进速度进行加速跑;传棒运动员右手持棒将接力棒传给接棒运动员;接棒运动员接棒以后迅速将接力棒交换至右手。棒次安排上,一般将实力较强的选手放在第一棒,以便在第一棒过后成为领先者。第四棒选择实力最强的选手。第二、三棒选手实力大致相同。

4．接力跑技术练习方法

（1）持棒原地摆臂、走步或慢跑中做传接棒练习。

（2）中速或快速跑，在接力区内做传接棒练习。

（3）进行全程跑的接力跑的比赛练习。

第四节　田径运动竞赛规则

一、田径比赛通则

参加比赛的运动员必须佩戴号码牌，并将其佩戴在胸前和后背显著位置。跳跃类竞赛，只需将号码牌佩戴在胸前或后背一个地方。

径赛项目运动员须沿跑道逆时针方向跑进，即左手靠近内场。

径赛运动员挤撞或阻挡别人而妨碍别人走或跑进时，应取消其该项比赛资格。

如果一名运动员参加一项径赛项目和一项田赛或多项田赛，而这些项目又同时举行比赛时，有关主裁判可以允许运动员只在某一轮次比赛中以不同于赛前抽签确定顺序先试跳（掷）一次。如果该运动员后来在轮到他试跳（掷）时未到，一旦该次试跳（掷）时限已过，则应视该次试跳（掷）为免跳（掷）。

判定名次的方法。径赛项目中，判定运动员到达终点的名次顺序，是以运动员躯干的任何部分到达终点线内沿的垂直面的先后为准。以决赛的成绩作为个人的最高成绩，而不以预、次、复赛的成绩判定最后名次。

二、径赛主要规则

400 m 及 400 m 以下包括 4×100 m 接力的项目，运动员应采用蹲踞式起跑。犯规两次以上者取消比赛资格，全能运动员的犯规上限为 3 次。

在分道跑项目中，运动员跑出自己的分道，如没有获得利益，也未阻挡他人，一般不应取消比赛资格，否则应取消其资格。中长跑时，运动员擅自离开跑道后，不得继续比赛。跨栏跑时，运动员手脚低于栏顶面、跨越他人栏架、有意用手或脚碰倒栏架，均属犯规。接力跑时，在接力区外完成接棒、捡棒时阻挡他人或空手跑过终点，均属犯规。如用 3 只秒表计成绩，应以两只表所示成绩为准；如各不相同，则以中间成绩为准。

三、田赛主要规则

（一）跳高类项目比赛主要规则

跳高比赛时，抽签排定试跳顺序，比赛必须用单脚起跳。比赛开始前，主裁判应向运动员宣布起跳高度和每轮结束后横杆的提升高度。每轮之后，横杆升高不少于 2 cm 且横杆升高幅度不得增大。

一旦比赛开始，运动员不得使用助跑道或起跳区进行练习。出现下列情况之一者，则判为试跳失败。

（1）试跳后，由于运动员的试跳动作，致使横杆未能留在横杆托上。

（2）在越过横杆之前，运动员身体的任何部位触及立柱以外的地面或落地区。

在任何高度，只要运动员连续 3 次试跳失败，即失去继续比赛的资格。运动员在某一高度上请求免跳后，不准在该高度上恢复试跳，除非出现第一名成绩相等的情况。每名运动员应以其最好的一次试跳成绩，包括因第一名成绩相等而进行的决名次赛的试跳成绩，作为其最后的决定成绩。

（二）跳远类项目比赛主要规则

田赛远度项目比赛时，一旦比赛开始，运动员不得使用比赛助跑道进行练习。如有下列情况之一，则判为试跳失败：

（1）在未做起跳的助跑中或在跳跃中，运动员以身体任何部位触及起跳线以外地面。

（2）从起跳板两端之外的起跳线的延长线前面或后面起跳。

（3）在落地过程中触及落地区以外地面，而落地区外触地点较区内最近触地点更靠近起跳线。

（4）完成试跳后，向后走出落地区。

（5）采用任何空翻姿势。

测量成绩时，应从运动员身体任何部位触地的最近点量至起跳线或起跳线的延长线，测量线应与起跳线或其延长线垂直。应以每名运动员最好的一次试跳成绩，包括因第一名成绩相等而进行的决名次赛的试跳成绩，作为其最后的决定成绩。

（三）投掷类项目比赛主要规则

投掷类项目比赛应抽签决定试掷（投）顺序。赛前运动员可在比赛场地练习试掷，练习组应在裁判员监督下按抽签顺序进行。一旦比赛开始，不得持器械练习，无论持器械与否，均不得在投掷或落地区以内地面试掷。下面以铅球为例介绍投掷铅球的具体规则：

（1）投掷前规定。应从投掷圈内将铅球推出。须从静止姿势开始试掷，用单手从肩部将铅球推出，允许触及铁圈和抵趾板内侧。当运动员进入圈内开始试掷时，铅球应抵住或靠近颈部或下颌，在推球过程中持球手不得降到此部位以下。不得将铅球置于肩轴线后方。不允许使用任何装置对投掷时的运动员进行任何帮助。

（2）投掷中规定。进入圈内开始投掷后，如果身体的任何部位触及圈外地面，或触及铁圈和抵趾板上面，或以不符合规定的方式将铅球推出，均判为一次投掷失败。

（3）投掷后有效成绩确定。铅球必须完全落在落地区角度线内沿以内，试掷认定有效。每次有效试掷后，应立即测量成绩。从铅球落地痕迹的最近点取直线量至投掷圈内沿。最终成绩应以最好一次投掷成绩，包括因第一名成绩相等而进行的决名次赛的试掷成绩，作为最后的决定成绩。

其他投掷项目，除场地、器械和投掷方法与铅球有差异外，比赛规则与铅球基本相同。

🕮 思考与练习

（1）谈谈你对田径的认识，并介绍自己最感兴趣的项目。

（2）结合你的锻炼经验，谈谈田径运动具有哪些功能。

（3）谈谈跑类项目的动作技术原理，以及如何提高奔跑的速度。

（4）谈谈跳跃类项目的动作技术原理，以及如何提高跳跃的远度。

（5）谈谈投掷类项目的动作技术原理，以及如何提高投掷的远度。

第五章 球类运动

第一节 足球

一、足球运动简介

足球是足球运动的简称，同时还可指足球运动的比赛用球，被誉为"世界第一大运动"。足球运动是以脚支配球为主，两个队在同一场地内进行攻守的体育运动项目。足球比赛一般为11人制，即两队各出11人同场竞技，场地通常为室外场。但随着足球运动的不断发展，衍生出五人制足球，场地通常为室内场。

足球具有整体性（多人配合）、对抗性（有身体直接接触，竞争激烈）、多变性（技术和战术变化多端、胜负难以预测）和易行性（对器材场地要求不高）的特点。经常从事足球运动，可提高人体的力量、速度、灵敏、耐力和柔韧等身体素质，改善人的高级神经活动，增强人体的心血管系统、呼吸系统等内脏器官的功能。足球运动还可培养良好的心理品质及团队合作精神。

📚 **知识拓展**

大力神杯

大力神杯是现今足球世界杯的奖杯，是足球界的最高荣誉的象征。国际足联于1971年5月通过意大利人加扎尼加（Silvio Gazzaniga）的设计方案，重新铸造新的世界足球锦标赛奖杯，杯高36.8 cm，重6.175 kg，造型为两个大力士双手高举地球，象征着体育比赛的威力和规模，命名为"国际足联世界杯"，俗称"大力神杯"。

大力神杯从1974年德国世界杯上开始使用，至今已有德国、阿根廷、意大利、巴西、法国、西班牙6个国家捧起过它。2018年俄罗斯世界杯上，法国以4：2击败克罗地亚，时隔20年再次捧起大力神杯。不过此奖杯为流动奖品，获奖的冠军队并不能永远占有。

二、足球的基本技术

足球技术指由特定动作结构组成,并贯穿于整个足球活动中的一种基本形式。足球技术包括有球技术(踢球、颠球、停球、头顶球、运球、抢截球、假动作和掷界外球)、无球技术(起动、快跑、跳跃、急停、转身、移动步和假动作)和守门员技术(接球、扑球、拳击球、托球、掷球和抛踢球)。本节主要介绍足球的颠球技术、踢球技术、运球技术、射门技术、接球技术、顶球技术和抢截球技术。

(一)颠球技术

颠球是指运动员用身体的各个有效部位连续地触击球,并加以控制使球尽量不落地的技术动作。主要有双脚脚背颠球、双脚内或外侧颠球、大腿颠球和头部颠球。它是足球运动最基本的技术之一。

1. 脚背颠球

脚向前上方摆动,用脚背击球,击球时踝关节固定,击球的下部。两脚可交替击球,也可一只脚支撑,另一只脚连续击球。注意击球时用力应均匀,使球始终控制在身体周围。

2. 脚内侧或外侧颠球

抬脚屈膝,用脚的内侧或外侧向上摆动,击球的下部,两脚内侧或外侧交替击球。注意事项同脚背颠球。

3. 大腿颠球

抬腿屈膝,用大腿的中前部位向上击球的下部,两腿可交替击球,也可一只脚做支撑,用另一侧的大腿连续击球。注意事项同脚背颠球。

4. 头部颠球

两脚开立,膝盖微屈,用前额部位连续顶球的下部。顶球时,两眼注视球,两臂自然张开以维持身体平衡。

5. 颠球常用练习方法

(1)原地颠自己手坠下的下落球。

(2)原地拉挑球接着进行颠球,熟练后可两脚交替颠球,触球部位可先脚背再脚侧。脚下颠球熟练后再练习大腿颠球和头部颠球。

(3)原地进行高、低交替颠球练习。

(4)走动颠球练习。

(5)二人一组,一人拉挑球颠给对方,对方接着颠;或者二人面对面进行对颠,可规定颠球的次数和触球部位。

6. 易犯错误与纠正方法

（1）脚背颠球。

① 脚击球时踝关节松弛。

纠正方法：适当保持踝关节紧张，击球下中部，以膝关节为轴屈伸小腿。

② 击球时脚尖向下或向上勾，球难以控制。

纠正方法：练习时脚背须与地面平行，脚尖微翘。初学者可先颠一次让球落地反弹后再颠，体会触球时与球摩擦使球带有回旋的感觉，熟练后再过渡至连续颠球。

（2）脚内侧或外侧颠球。

① 击球时脚内翻或向上摆动不够，不能使球垂直向上运动。

纠正方法：加强柔韧性练习。二人一组，一人坐在地上两腿屈膝，脚掌相对，成盘腿状，两脚尽量靠近大腿；另一人在身后两手扶膝关节用力下压，持续几秒钟后交换进行练习，可提高脚内翻和小腿向上摆的幅度。

② 支撑腿膝关节弯曲不够，导致脚外侧颠球时球无法靠近身体，失去控制。

纠正方法：练习时支撑腿膝关节有意识弯曲，上体向支撑腿一侧稍倾斜，屈膝关节，脚外翻使脚外侧成水平状态的姿势，持续几秒后交换支撑脚的练习。

（3）头部颠球时击球时间和部位不准，导致难以控制球的方向和高度。

纠正方法：练习时要求颈部稍紧，用力控制好顶球点，加强收腹和屈膝、伸腿、蹬地协调用力地练习。

（二）踢球

踢球是运动员有目的地用脚把球击向预定目标的技术。踢球是足球技术中最重要的技术之一，也是足球运动的特征之一，主要用于传球和射门。踢球方法众多，主要有脚背正面踢球、脚背内侧踢球和脚背外侧踢球。不管使用哪个部位踢球，其动作结构相同，均由助跑、支撑腿站位、踢球腿前摆、脚触球和踢球随球五个动作环节组成。

1. 脚背正面踢球

踢定位球时，直线助跑，支撑腿踏在与球平行且距球一脚距离的左右侧方，脚尖正对出球方向，膝稍屈；同时踢球腿向后摆起，膝弯曲。踢球腿前摆时，应用大腿带动小腿，当大腿前摆至垂直地面位置时，小腿加速前摆，在脚触球刹那，脚背绷直，并稍收腹，以正脚背部位触球的后中部。踢球后，身体继续向前跨出一两步（见图5—1至图5—3）。

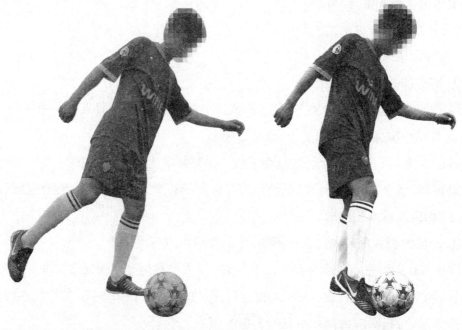

图 5-1　脚背正面踢球腿前摆准备动作图　　　5-2　脚背正面踢球瞬间

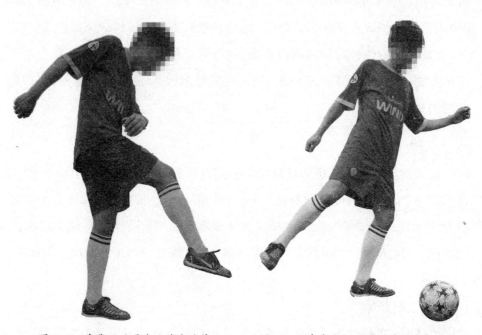

图 5-3　脚背正面踢球后随球动作　　　图 5-4　脚背内侧踢球腿前摆准备动作

2. 脚背内侧踢球

　　沿着与球成 45°的斜线助跑，支撑腿踏在球的侧后方约两脚左右处，膝弯曲，以脚掌外侧着地支撑身体重心，上体稍向支撑腿一侧倾斜，踢球腿自然后摆。踢球时，以大腿带动小腿，呈弧形迅速前摆，脚稍向外转，脚面绷直，脚趾扣紧，脚尖斜指前下方,以内脚背触球的后中部,踢球后,腿随球摆出(见图5—4至图5—6)。

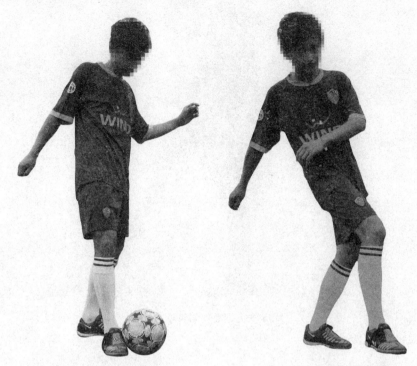

图5-5 脚背内侧踢球瞬间　　图5-6 脚背内侧踢球随球运作

3．脚背外侧踢球

动作要领与脚背正面踢球基本相同,只是用脚背外侧触球,在踢球的一刹那,脚背要绷直,脚趾用力下扣,脚尖内转,踢球的后中部(见图5—7至图5—9)。

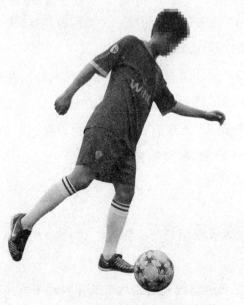
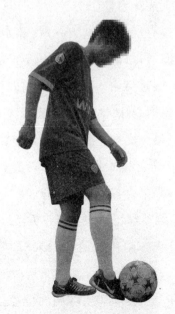

图5-7 脚背外侧踢球腿前摆动作　　图5-8 脚背外侧踢球瞬间

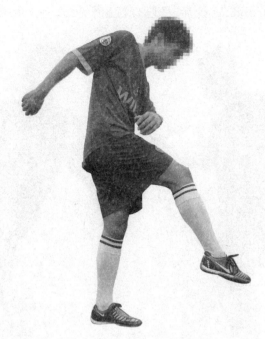

图5-9 脚背外侧踢球动作

4. 踢球常见练习方法

（1）原地做各种踢球动作的模仿练习。

（2）二人一组一球，一人用脚挡球（挡球脚脚尖翘起，脚掌对球，离球约10 cm），另一人做助跑踢球练习。

（3）对足球墙踢球练习。开始时离墙3～5 m，用力要小，然后逐渐加长离墙的距离和增大踢球力量。

（4）踢准练习。两人一球，相距15 m左右，中间放一个低的跨栏架，要求踢出的球从栏间通过；向画有标志的足球墙进行踢准练习。

（5）踢远练习。在角球区内向罚球区用力踢球；在罚球区线上向站在中线附近的同伴用力踢球；对着足球墙运球中踢球，距离可逐渐加大。

（6）接力踢球。队员分成两组，相距15 m左右，成纵队相对站立，由其中某一组第一人开始跑动中踢球，踢球后跑到对方排尾，依次循环。

（7）踢来自各个方向的球。

5. 踢球易犯错误与纠正方法

（1）支撑腿位置偏后，踢球时身体或臀部后坐，脚触击球的后下部等；踢出球偏高。

纠正方法：调整支撑腿的位置，在脚触球的同时蹬地送髋保持水平方向移动。

（2）踢球腿的后摆较小或没有后摆，而仅是将球踢出以致前摆过分，造成踢球无力或出球较高。

纠正方法：加大最后一步助跑，使支撑腿立足与踢球腿形成相应的距离以提高后摆的幅度。

（3）踢球腿摆动不稳定，触球点不准确，使球产生不应有的旋转，准确性降低，并且影响出球的力量。

纠正方法：在脚触球前看准球的部位，重复练习。

（4）脚趾屈得不够，以致无法用脚的正确部位触球，出球力量和方向均受到影响，且易损伤脚趾。

纠正方法：加强脚趾柔韧性练习，多压脚趾，同时在练习时提醒自己用脚的正确部位触球。

（5）踢地滚球时支撑腿站立不当，未根据来球的方向、速度、性能等选择支撑的位置，也未对自己踢球腿的摆动速度加以控制。

纠正方法：强调支撑腿的超前和错后，根据不同方向的来球和速度加以控制。

（三）运球

运球技术指用身体的某一部位触球，使球能随运球者一起运动。在足球运动中，还涉及如何正确、灵活地运用各种运球技术带球越过对方的防守的问题，因此，必须较为熟练地掌握运球技术。常用的运球技术包括脚内侧运球、脚背正面运球、脚背外侧运球和脚背内侧运球。

1. 脚内侧运球

运球前进时支撑腿始终领先于球，位于球的侧前方，肩部指向运球方向，支撑腿膝关节微屈，重心落在支撑腿上；另一条腿提起屈膝，用脚内侧推球前进，然后运球腿着地。这种技术多用于运球时寻找配合传球或有对方阻拦需用身体掩护时。

2. 脚背正面运球

运球时身体为正常跑动姿势，上体稍前倾，步幅较小，运球腿提起，膝关节稍屈，髋关节前送，提踵，脚尖下指，在着地前用脚背正面部位触球后中部推送球前进。

3. 脚背外侧运球

运球时身体持正常跑动姿势，上体稍前倾，步幅较小，运球腿提起，膝关节稍屈，髋关节前送，提踵，脚尖绕矢状轴。矢状轴：通过身体或某一局部前、后两点绘出的一条与地面平行又与冠状轴垂直的连线，即为该部位的矢状轴。向内侧旋，使脚背外侧正对运球方向，在运球腿落地前用脚背外侧推拨球的后中部。

4. 脚背内侧运球

身体稍侧转并自然协调放松,步幅小,上体前倾,运球腿提起外展,膝微屈外转,提踵,脚尖外转,使脚背内侧正对运球方向,在运球腿落地前用脚背内侧推拨球,使球随身体前进。

5. 运球常用练习方法

(1)用较慢速度进行单脚推或拨球前进练习,较熟练掌握后再进行两只脚交替推、拨球前进练习。

(2)接力运球练习。将练习者分成两组,相距20 m左右一字排开相对站立,一组第一人运球到对面的运球起点线,将球传给另一组的第一人,然后跑到排尾,依次循环。可规定运球的具体方法和循环次数。

(3)过障碍运球练习。练习者排成一路纵队,由排头开始从起点线运球绕过数根标杆,每两个练习者之间相隔一定距离一个接一个运球过杆,标杆可排成直线或折线。

(4)弧形运球。练习者分别站在中圈外的左侧和右侧,顺中圈的弧线进行运球。熟练后可将练习者分成两组,一组运球,另一组散站在圈内或在圈内自由走动,运球者应尽量使球不触及站着的或走动着的人,一定次数后两组进行交换。

(5)两人一组一球,做一过一练习。运球者与防守者做运球过人练习,防守者做消极防守。熟练后防守者做积极防守,一定次数后两人进行交换。

6. 易犯错误与纠正方法

(1)眼睛只盯着球,无法随时观察周围情况,以致不能根据临场情况及早采取措施。

(2)运球时不是推球或拨球而是击球,致使球远离自己而失去控制。

纠正方法:以上两种常见错误的纠正方法均为多做慢速的运球练习,使练习者形成正确的运球动作概念。熟练后进行一对一过人练习。

知识拓展

奇特的"足球精神疗法"

专家跟踪监测发现,一个足球迷买到一张精彩的足球门票后,整个大脑中枢系统就开始进入兴奋状态,如体温升高、脉搏增加等。在观看整个比赛过程中,其呼吸次数、通气量、血糖含量及腺体分泌量等也都有不同程度的升高。

医生据此对那些患有精神萎靡症的病人采用了"足球精神疗法"。他们重金请来病人崇拜的足球明星,让他与病人进行晤谈、握手、拥抱、接吻等"直接刺激"手段来提高病人大脑兴奋程度,使病人精神状态从消沉转向亢奋。但其也有一定的禁忌证,如患有严重高血压、心脏病的患者不宜采取这种疗法。

（四）射门技术

射门技术是足球运动中最主要的得分技术之一，能否在最后临门一脚或用头顶将球射进对方球门，是比赛胜负的关键。以下将向大家介绍几种最基本的射门技术。

1. 正脚背射门

起跑点、足球和射门目标成一直线，向目标处轻松助跑几步后站在足球近侧，自然向后提起踢球腿小腿，双目注视足球顶部，锁紧支撑腿脚跟，挥动踢球腿小腿抽向足球中央点，击球后身体顺势追前完成整个射门动作。

2. 脚外侧射门之外弯香蕉球

斜线碎步跑向足球，当支撑腿站在足球近侧时，提腿扭摆身体，锁紧支撑腿脚跟，用脚外侧抽击足球偏外三分之一处，射门后顺势收膝以完成射门动作。

3. 脚内侧射门之撞射

轻松跑向足球，射球前保持身体平衡，朝足球顺势提腿，当支撑腿站在足球近侧的时候，轻扭身体膝向外转，锁紧支撑腿脚跟，用脚内侧撞击足球中央，将球射出。

4. 脚内侧射门之内弯香蕉球

斜线碎步跑向足球，当支撑腿站在足球近侧时，提腿扭摆身体，锁紧支撑腿脚跟，用脚内侧抽击足球偏外三分之一处，击球过程中顺势扭动身体，使所射足球自然形成内弯香蕉球。

5. 射门常用练习方法

（1）对足球墙进行射门练习，可瞄准某一点集中练习，待熟练后再瞄准另一点集中练习。

（2）对球门进行射门练习。

（五）接球技术

接球技术即停球技术，是指有意识地将球停接下来，控制在自己的活动范围内，以便更好地处理球。按接球的身体部位不同，可将接球方法分为胸部接球、脚掌接球、脚弓接球、正脚背接球和外脚背接球。根据球的活动状态可分为接地滚球、接反弹球和接空中球。

1. 胸部接球

胸部接球分挺胸接球和收胸接球两种方式。挺胸接球时身体正对来球，两脚前后开立，两膝弯曲，上体稍后仰，当球到头部前上方时，两臂自然向两侧张开，在球触及胸部时，要挺胸憋气，使球触胸后向前上方弹起，然后用头或脚将球控制好。收胸接球时,准备姿势同挺胸接球,接球时,胸部对准来球,并稍前挺迎球,球一接触胸部,两肩前引,迅速收胸,收腹缓冲来球力量,将来球接在身前(见图 5-10)。

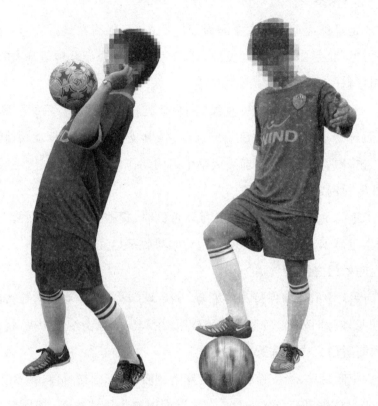

图 5-10　挺胸收胸接球瞬间动作　　　　图 5-11　脚掌接球瞬间

2. 脚掌接球

此种接球方法常用于接正面地滚球和反弹球。接地滚球时,身体正对来球方向,支撑腿微屈,上体稍前倾,保持身体平衡,接球脚提起,高度不超过球的高度,屈膝,脚尖跷起高过脚跟;当球滚到脚前侧时,脚掌轻轻下压,以前脚掌将球接在脚下(见图 5-11)。

3. 脚弓接球

以接地滚球为例,接球时,支撑腿正对来球方向,膝稍屈,当接触时,接球脚向前下轻压,将球接于身前。若来球力量大,则接球脚可稍后撤,以缓冲来球力量,将球接在脚下(见图 5-12)。

4. 正脚背接球

以接空中球为例,身体正对来球,接球腿屈膝提起,以脚背对准来球;当球与脚接触的瞬间,小腿和脚踝放松下撤,缓和来球力量,使球落在身前。或者接球腿稍抬起,在球接近地面时,用正脚背触球,随球下撤落地(见图 5-13)。

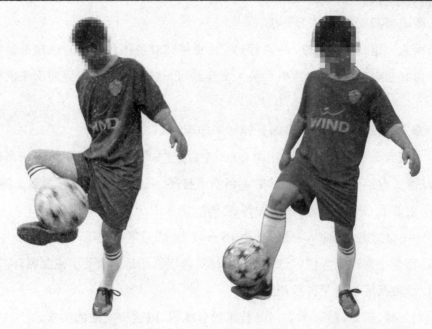

图 5-12 脚弓接球瞬间   图 5-13 正脚背接球瞬间

5. 外脚背接球

以接地滚球为例，身体重心先放在支撑脚上，支撑腿稍屈，同时接球腿提起，膝稍屈，放在支撑腿的侧前方，脚背外侧对准来球方向，在球与脚接触瞬间，接球腿轻轻下压，将球接于身前。若想将球接向体侧，则脚尖和髋部外展，使球停于身旁（见图 5—14）。

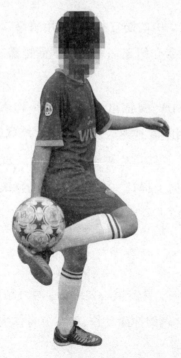

图 5-14 外脚背接球瞬间

6. 接球(停球)常用练习方法

（1）两人一组，一人踢球，一人停球，注意停球时身体和脚踝的触球部位应适当放松，并做好迎撤动作，一定次数后两人交换练习。熟练后可进行停迎面来的地滚球练习。

（2）跑上去停对足球墙踢出的反弹回来的球。

（3）练习者分成甲、乙两组，相距 20 m 左右成"一"字形纵队，甲组第一名练习者踢地滚球给乙组第一名练习者，然后跑回本组排尾，乙组第一名练习者迎上停球，然后踢给甲组的下一个练习者，依次循环若干次。

（4）停侧面的来球。两人一组，相距 15 m 左右，练习者甲向练习者乙的侧中踢球，练习者乙跑动中用规定部位停球，停球后将球再踢回给练习者甲，依次循环若干次。停球部位可根据练习情况进行调整。

（5）与运球、传球、过人和射门等技术组合练习，以适应实战的要求。

（6）自抛自停反弹球。自己向上抛球，待球落地停反弹球；或自己先向足球墙掷、踢高球，再跑上去停反弹球。

（7）两人一组，相距 15 m 左右，一人踢或抛一定高度呈抛物线下落的球，另一人向侧方或侧后方停反弹球。

（六）抢截球技术

抢截球技术属于足球运动中的防守技术，是用争夺、堵截和破坏等方式延缓或阻拦对方进攻的方法。本书主要介绍正面抢截和侧面抢截。

1. 正面抢截

两脚前后稍开立，两膝稍屈，身体重心下降，并平均落在两脚上，面向对手。当对方带球脚触球即将着地或刚刚着地时，立即抢球。抢球脚的脚弓正对球，并跨出一步，膝关节弯曲，上体前倾，身体重心移至抢球脚上。如对方已有准备，在双方脚同时触球时，脚触球后要顺势向上提拉，使球从对方脚背滚过，身体迅速跟上，把球控制住。双方上体接触时，抢球人可用合理部位冲撞对方，使之失去平衡，将球控制在自己脚下。

2. 侧面抢截

当与对方平行跑动争球时，身体重心要降低，两臂贴紧身体。在对方靠近自己的脚离地时，可用肩和上臂做合理的冲撞动作，使对方身体失去平衡，从而把球抢过来。

3. 抢截球常用练习方法

（1）两人一组一球，球放于中间，两人对面均离球一步，两人同时做跨步用脚步内侧抢球的模仿练习。熟练后二人做慢速的抢球练习。

（2）两人一组一球，相距 7～8 米，一人直线运球，另一人做正面跨步抢球或侧面冲撞抢球。

三、足球运动的主要竞赛规则

（一）场地和器材

国际比赛（11 人制足球赛）标准场地为长 100～110 m、宽 64～75 m 的长方形场地。场地内两条较长的边界线叫边线，两条较短的线叫球门线。比赛场地被中线划分为两个半场，以中线的中点为圆心，9.15 m 为半径画出的圆为中圈。场地中所有线的宽度不超过 12 cm。

从距每个球门柱内侧 5.5 m 处，画两条垂直于球门线的线，这些线伸向足球比赛场地内 5.5 m，与一条平行于球门线的线相连接，由这些线和球门线组成的区域范围是球门区。

球门必须放置在每条球门线的中央，它们由两根距角旗杆等距离的垂直的柱子和连接其顶部的水平的横梁组成。两根柱子之间的距离是 7.32 m，从横梁的下沿至地面的距离是 2.44 m。两根球门柱和横梁的宽度与厚度相同且不超过 12 cm。球门线与球门柱和横梁的宽度是相同的。球门网可以系在球门及球门后面的地上，并要适当地撑起以不影响守门员。球门柱和横梁必须是白色的。

从距每个球门柱内侧 16.5 m 处，画两条垂直于球门线的线，这些线伸向比赛场地内 16.5 m，与一条平行于球门线的线相连接，由这些线和球门线组成的区域范围是罚球区。

在每个罚球区内距球门柱之间等距离的中点 11 m 处设置一个罚球点。在罚球区外，以距罚球点 9.15 m 为半径画一段弧。

在场地每个角上各竖一根不低于 1.5 m 的平顶旗杆，上系小旗一面。在中线的两端、边线以外不小于 1 m 处，也可以放置旗杆。

在比赛场地内，以距每个角旗杆 1 m 为半径画一个四分之一圆，此为角球弧。

足球以皮革或其他合适的材料制成。球体圆周为 68～70 cm，球的重量为 410～450 g，气压在海平面为 6 021.6～11 039.6 Pa。

（二）比赛时间、人数

1. 比赛时间

正式的 11 人制足球比赛分为上、下半场，每半场为 45 min，中间休息时间不超过 15 min。

2. 队员及裁判员人数

每队上场队员不得多于 11 名,其中须有一名守门员,如某队场上队员少于 7 人,则比赛不能进行。每场比赛由 1 名裁判员、2 名助理裁判员以及 1 名第四官员(替补裁判员)担任裁判工作。

(三)比赛场上的规则及相关术语

1. 红牌与黄牌

根据犯规性质不同,裁判员可出示两种不同颜色的牌,即红牌和黄牌。

对于足球比赛中出现的一些严重犯规,裁判员要出示红、黄牌。若为恶意的犯规或暴力行为应出示红牌。故意手球、辱骂他人或同一场比赛同一人得到两张黄牌时,也应出示红牌。

比赛中,有违反体育道德行为,用语言和行为表示不满者应被出示黄牌。连续犯规、故意延误比赛、擅自进出场地的队员也应被出示黄牌。

2. 越位

足球比赛构成越位要满足的条件为:在球员传球时脚触球的瞬间,在对方半场内如果本队球员的位置与最后第二名对方队员的位置相比更靠近对方球门线,这时该队员处于越位位置。需要说明的是,本队队员与对方最后第二名队员处于平行时不判越位。对处于越位位置的队员,裁判员在下列情况中判罚越位犯规:干扰比赛、干扰对方队员和利用越位位置获得利益。

3. 任意球

足球比赛的任意球分两种:一种是直接任意球,主要是针对恶意踢人、打人、绊倒对方的行为,或用手拉扯、推搡对方,手触球,辱骂裁判员、辱骂他人也应判罚直接任意球。此种任意球可直接射门得分。若这些行为发生在罚球区,就应判罚球点球。还有一种是间接任意球的判罚,危险动作、阻挡、定位球的连踢应判罚间接任意球。这种任意球不能直接射门得分,只有当球进门前触及另外一名队员才可得分,罚球区内这种犯规不能判罚点球。

无论直接任意球还是间接任意球,防守方都应退出 9.15 m 线以外,若不按要求退出 9.15 m,裁判员可出示黄牌。

4. 罚球点球

在比赛进行中,一个队在本方罚球区内由于违反了可判为直接任意球的 10 种犯规之一而被判罚的任意球,应执行罚球点球。罚球点球时,双方队员不能进入罚球区。如防守方进入罚球区,进球有效,不进则重罚;如进攻方进入罚球区,进球应重踢,如不进则为防守方的球门球。在罚球点球时,守门员可以在球门线上左右移动,但不可以向前移动。

5. 进球

当球的整体从球门柱间及横梁下越过球门线,而此前未违反竞赛规则,即为进球得分。

6. 补时

足球比赛有时根据场上情况在比赛时间上需要补时。一般在上、下半场正常的比赛时间之后进行补时。有时是 1～2 min,最长时可达 6 min,但上、下半场的补时时间一般不超过 8 min,并且补时时间为分钟的整数,最终补时的时间长短由裁判员决定。造成补时的原因主要有处理场上受伤者、拖延时间和其他任何原因。

🎴 实地训练

足球接控球

【目标】通过实训,掌握足球运动接控球的基本技能。

【内容】脚内侧接反弹球、脚内侧接地滚球、胸部接球、大腿接球。

【场地】足球场或平整的空地。

【器材】足球。

【方法与步骤】

1. 脚内侧接反弹球。根据来球的落点,及时移动到位,支撑腿与球落点的相对位置在球的侧前方,支撑腿膝关节微屈,身体向接球后球运行的方向偏移。接球腿提起小腿且放松,脚尖微翘,脚内侧对着接球后球运行的方向并与地面呈一锐角。当球落地反弹刚离地面时,大腿向接球后球运行的方向摆动,用脚内侧部位轻推球的中上部。

2. 脚内侧接地滚球。支撑腿脚尖正对来球,膝关节微屈,同侧肩正对来球。接球腿提膝大腿外展,脚尖微翘,脚底基本与地面平行,脚内侧正对来球并前迎,当脚内侧与球接触的一刹那迅速后撤,把球接在脚下。

3. 胸部接球。面对来球站立(两脚左右或前后开立),两膝微屈,重心置于支撑面内,上体后仰,下颌微收,两臂自然张开,维持身体平衡。接触球瞬间,两脚蹬地,膝关节伸直用胸部轻托球的下部使球微微弹起于胸前上方。

4. 大腿接球。面对来球方向,根据球的落点迅速移动到位,接球腿大腿抬起,当球与大腿接触的瞬间,大腿下撤将球接到需要的位置上。

第二节　篮球

一、篮球运动简介

美国人詹姆斯·奈史密斯（Dr.James Naismith）于1891年发明了篮球运动。起初用足球做比赛工具，向篮投掷。篮是竹篮，后改为活底的铁篮，再改为铁圈下面挂网。经过长时间的斟酌，篮球之父奈史密斯和他的同事们才将这种游戏定名为"篮球"。

篮球运动直至1936年柏林奥运会上才引起人们的重视。如今篮球是世界上最普及的球类运动之一，深受大众尤其是青少年喜爱。

📖 知识拓展

1892年，奈史密斯制定了篮球的13条比赛规则，同时对场地大小也做了规定。

1893年，形成了近似现代的篮板、篮圈和篮网。

1908年，美国制定了全国统一的篮球规则，并有多种文字版本，发行于全世界，这样篮球逐渐成为一项世界性运动项目。

1936年，第11届奥运会将男子篮球列为正式比赛项目，并统一了世界篮球竞赛规则。之后的数十年间，规则和场地在不断变化。如今执行的篮球规则是2008年重新修订的。

1950年和1953年分别举行了第1届男篮和女篮锦标赛。

1976年，第21届奥运会将女子篮球列为正式比赛项目。

篮球运动于1896年前后由天津中华基督教青年会传入中国，后得到普及和发展。我国曾有姚明等男子篮球运动员活跃于NBA赛场，他们都有较高的竞技水平和知名度。

目前国际上的重大篮球竞赛活动主要有奥运会篮球赛、世界篮球锦标赛、各大洲（欧洲、亚洲、非洲、南美洲等）篮球赛、世界大学生和中学生运动会篮球赛、世界俱乐部篮球锦标赛。

篮球具有对抗性、观赏性强，参与人数多，强调身智合一、与他人配合默契等特点，同时要求参与者具有良好的身体素质、心理素质和坚强的意志力。因此，经常参与篮球运动可使人的身体素质平衡发展，还能提高人体感受器官的功能，中枢神经的灵活性及协调、支配各器官的能力。篮球运动能为参与者提供良好的心理体验，培养人的意志力与团队精神，促进个体社会化。

二、篮球的基本技术

（一）球感练习

球感（又称手感）是运动员在训练和比赛中发展起来的专门化知觉，其特点在于能对球的形状、重量、空间运动的速度和方向的变化等有较为精确的感知。可以说，球感练习是各球类运动训练的敲门砖，篮球运动也不例外。下面是一些最常见的篮球球感练习方法。

1. 两手体前相互拨球

两脚开立约与肩同宽，双手持球，前臂上举，上臂与地面平行，用两手的手指向两侧拨球。练习时可按口令节奏，也可自己调整速度，熟练后可边拨球边变换手臂的位置。

2. 颈、腰、腿部绕球

两脚并立，双手持球置于面前，围绕颈、腰和腿部绕球，方向从上到下，再从下至上，环绕数次后交换方向。注意在绕球过程中球不能掉，速度越快越好。

3. 原地胯下"8"字换手交接球

原地两脚左右张开，弓身，目视前方。如球在左手，则左臂由体前向右腿胯下直臂摆动，于右小腿后方交给右手，右手得球后，右臂绕过右腿前方向左腿胯下摆动，于左小腿后方交给左手，如此左右循环连续地做。熟练后可换方向，由体后向前绕。

4. 直臂对墙拍球

右手持球于头上右前方，利用指腕力量对墙进行拍按球，可先慢后快，或在墙面上画图形按轨迹拍球，熟练后可换左手进行练习。

5. 原地双手交替拍按球

两脚开立略比肩宽，屈膝，双手交替拍按球的外侧上方，使球向两侧弹起，反复练习，熟练后可加快拍按球的速度。

（二）基本移动步法

移动是篮球运动的基础，没有快速敏捷的移动步法，将无法很好地施展各个单项技术。篮球移动步法可分为进攻步法和防守步法。下面将介绍篮球运动中的主要移动步法。

1. 起动

起动是队员在球场上由静止状态变为运动状态的一种脚步动作,在进攻中突然快速地起动,是摆脱防守的有效手段;防守时迅速的起动是保持或抢占有利位置,防住对手的首要环节。

动作要领:从基本站立姿势开始,起动时,以后脚或异侧脚掌短促有力蹬地,同时上体迅速前倾或侧转,向跑动方向移动重心,手臂协调摆动,两脚连续交替蹬地,充分利用蹬地的反作用力,在最短的距离内把速度充分发挥出来。

2. 跑

篮球比赛中的跑,不仅要求跑的速度快,而且要经常变换速度,改变方向,做出急停、转身、起跳和在跑的过程中完成控制球的动作。

动作要领:篮球比赛中的跑,要求两膝自然弯曲,重心略下降,用前脚掌或全脚掌着地,上体微向前倾,两臂自然摆动,眼睛注意观察场上情况,随时准备接球。在篮球比赛中,使用频率最高的跑有变速跑、变向跑、侧身跑和后退跑。

(1)变速跑。加速时,蹬地突然而短促有力,上体前倾。减速时,上体直立,步幅放大并缓冲抵地。

(2)变向跑。右脚蹬地、屈膝内扣,转移重心,左脚快迈,上体前倾,加速跑动。

(3)侧身跑。上体侧身转肩,脚尖向前,看球跑动。

(4)后退跑。用两脚的前脚掌交替蹬地,小腿积极后收,向后跑动,同时提踵,两臂屈肘相应摆动,保持身体平衡,并抬头注意场上情况,慢跑时稍向后倾,随着速度的加大而加大后倾度。

3. 转身

转身是篮球比赛中运用较广泛,经常与其他技术动作组合运用的改变身体方向的一种动作方法,包括前转身和后转身。

(1)前转身。由移动脚向中枢脚前方跨出以改变身体位置与方向。

(2)后转身。由移动脚向中枢脚后方撤步以改变身体位置与方向。

4. 滑步

滑步可分为侧滑步、前滑步和后滑步三种,它属于防守的基本步法。

(1)侧滑步。两脚平行站立,向左侧滑步时,左脚向左(移动方向)迈出的同时,右脚蹬地滑动,跟随左脚移动,并保持屈膝降低重心的姿势,上体微向前倾,两臂张开(根据进攻者的情况),抬头注视对手。注意身体不要上下起伏,两脚不要交叉,重心要保持在两脚之间。

（2）前滑步。由前后站立姿势开始，向前滑步时，前脚向前迈出一步，着地的同时，后脚紧随着向前滑动，保持开立姿势，注意屈膝以降低身体重心。

（3）后滑步。后滑步动作方法与侧滑步相同，只是向后滑动。在滑步练习时应谨记脚的蹬跨要协同有力，滑动时身体要平稳，两臂尽量伸展。

5. 急停

急停是队员在跑动中突然制动速度的一种动作方法，也是各种脚步动作衔接和变化的过渡动作。全国体育院校教材委员会．篮球运动高级教程［M］．北京：人民体育出版社，2000：21 页．急停包括跨步急停和跳步急停。

（1）跨步急停，又称两步急停。在快速跑动中采用急停时，先向前跨出一大步，用全脚掌抵住地面，迅速屈膝，同时身体稍后倾，转移重心，减缓向前冲力，然后连贯地跨出第二步。脚着地时，脚尖稍向内转，用前脚掌内侧蹬地，两膝弯曲，身体侧转（右脚跨出第一步，身体右转），微向前倾，重心落在两脚之间，两臂自然张开，协助维持身体平衡。

（2）跳步急停，又称一步急停。在跑动中，用单脚或双脚起跳（离地不高），上体稍后仰，两臂自然摆动，两脚同时平行（略比肩宽）落地。落地时用全脚掌着地（或先用脚跟着地，然后迅速过渡到全脚掌着地），两膝弯曲，两臂屈肘微张，保持身体平衡。

（三）传接球

传球技术是篮球比赛中进攻队员之间有目的地转移球的方法。接球则是获得球的动作，亦是抢篮板球和抢断球的基础。传球技术和接球技术又可细分为多种，本书简要介绍几种主要的传接球方法。

1. 传球

传球动作有双手传球和单手传球两种主要的动作方法。双手传球以双手胸前传球为基本的动作方法，而单手传球则以单手肩上传球为基本动作方法。此处向大家介绍双手胸前传球和单手肩上传球的动作要领与练习方法。

（1）双手胸前传球。持球时，两手五指自然分开，拇指相对成八字形，用指根以上部位握球的侧后方，掌心空出，两肘自然弯曲于体侧，将球置于胸前。肩、臂、腕肌肉放松，两眼注视传球目标，身体成基本姿势。传球时，后脚蹬地，身体重心前移，同时两臂前伸，手腕由下向上翻转，同时拇指用力下压，食、中指用力弹拨，将球传出，出球后，手心和拇指向下（见图 5—15）。以上动作要领可概括为蹬（地）、伸（臂）、翻（腕）、抖（腕）和拨（指）。注意动作应协调连贯，双手用力均匀。

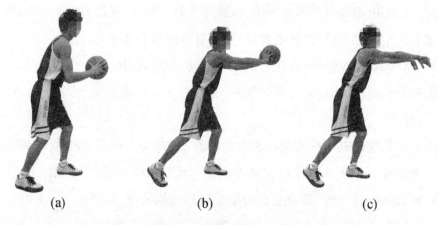

图 5-15　双手胸前传球动作

（2）单手肩上传球（以右手持球为例）。持球方法同双手胸前传球，两脚平行开立，右手传球时，左脚向传球方向跨出半步，同时双手将球引至右肩侧上方，右手上臂与地面近似平行，前臂与地面近似垂直，手腕后屈，右手持球的后下方，身体重心落在右脚尖上。出球时，右脚蹬地的同时转体带动上臂，前臂迅速前甩，手腕前扣，最后通过食指、中指、无名指的弹拨下压动作将球传出（见图 5-16）。

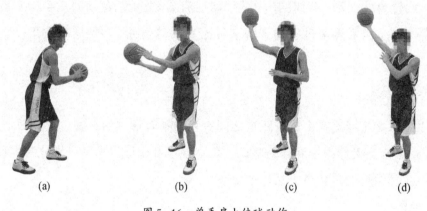

图 5-16　单手肩上传球动作

2. 接球

接球是篮球运动中转移球的主要方法之一，主要分为双手接球和单手接球两种接球方法。

（1）双手接球。双手接球是篮球运动中最基本和最常用的接球方法。双手接球时，双眼注视来球，两臂伸出迎球，手指自然分开，拇指相对成八字形，手指向前上方，两手成一个半圆形；当手指触球后，两臂顺势屈肘随球后引，缓冲来球力量，两手握球于胸腹间，成基本站立姿势。注意动作应协调连贯，伸出手主动迎球，收臂后引缓冲。双手前伸的高度亦与来球高度相应有所变化。

（2）单手接球。单手接球控制的范围较大，可接不同方向的来球，但稳定性不如双手接球。以右手接球为例，当使用右手接球时，右脚向来球方向迈出，双眼注视来球；接球时，手掌成勺形，手指自然分开，右臂向来球方向伸出；当手指触球时，手臂顺势将球向后引，左手立即握住球，双手将球握于胸腹间，成基本站立姿势。

3．传接球常用练习方法

下面向大家简单介绍一些常用的传接球练习方法，大家可根据自身的实际情况灵活选用。

（1）两人面对面原地传接球练习。两人一组一球，相距 3～5 m，进行单手、双手传接球练习，传球高度可自行调整。要求保持基本站立姿势，持、传、接球的手法正确，配合下肢力量协调练习；传接球速度由慢到快，距离由近至远，练习单手传球时应左右手交替进行。

（2）多人原地接不同方向来球，向不同方向传球练习。多人一组站成多边形，向不同方向传球，同时接不同方向的来球。要求传接球速度由慢到快，用眼的余光观察传球目标和来球，相互之间配合默契。

（3）迎面上步接传球练习。练习者排成纵队，一人持球（代号"A"）面向纵队站立，相距 5～7 m。纵队排头者接 A 传来的球，做急停后将球再次传回给 A，然后跑至纵队队伍的后面，接着第二人上步接传球，依次反复练习，传一定次数后，轮流替换 A。在练习过程中，要求上步接球手法正确，接球平稳，A 传球的力量适中。

（4）横向移动传接球练习。两人一组，相距 3～5 m 站立，一人持球向左右方向传球，另一人则接球，接球后迅速将球再传回给同伴，循环进行练习，传接一定次数后，两人交换。在练习过程中，要求传接球手法正确，反应迅速，移动敏捷。

（5）对墙传接球练习。距墙 3 m 左右持球站立。练习时，用双手或单手对墙做胸前传球，待球反弹回后即迅速接球，传球速度由慢到快，距离由近至远，熟练后可在球传出后原地转身 360° 后再接球。

4．传接球易犯错误与纠正方法

（1）双手胸前传球易犯错误。用手掌握球，指端未贴住球；肩、腕关节紧张，传球时两肘外展；伸臂和翻腕动作脱节形成挤球；两臂用力不均匀；全身动作配合不协调。

纠正方法：练习者做好持球准备姿势后，由同伴或教练的两手上下握球，让练习者做传球时腕翻转和指拨球的动作，使练习者体会动作方法。

（2）单手肩上传球易犯错误。传球时手臂、肘外展，或传球时不以肘带动前臂摆甩和扣腕，无指拨动作传球，形成推铅球式传球；腕、指控制球能力较差，传球落点不准。

纠正方法：教练或教师重复示范单手肩上传球的动作顺序，并配合教学视频进行讲解，强调传球时肘关节领先。针对传球时前臂和腕、指动作的错误，可采用各种单手传球的徒手练习和利用小球练习体会动作，以及其他腕、指专门性练习，提高腕、指灵活性和力量，增强控制球的能力。

（3）双手接球易犯错误。接球手型不正确，手指朝前，拇指向上，形成由两侧或上下去捂球或夹球；伸臂迎球时臂、腕、指紧张，引球动作不及时，两手掌心触球。

纠正方法：多做自抛自接球练习，养成张手、伸臂迎球和及时屈肘引臂的习惯。

（四）运球

运球是篮球运动中非常重要的个人进攻技术之一，也是篮球比赛中携带球在场上移动的方法。它是持球队员在原地或行进中，用单手连续按拍由地面反弹起来的球的一类动作方法。运球有高运球、低运球、运球急停急起、体前变速变向运球、背后运球。通过运用不同运球动作的交替组合与变化，可使运球更加具有突然性、攻击性和实效性，从而为得分创造良好的条件。下面主要介绍高运球、低运球、运球转身和体前变向换手运球。

1．高运球

抬头，目视前方，上体稍前倾，以肘关节为轴，用手按拍球的后侧上方，球的落点在身体侧前方，球反弹的高度在胸、腰之间，一般拍一次球跑两步（见图5—17）。

2．低运球

抬头，目视前方，两腿迅速弯曲，降低身体重心，上体前倾，靠近防守队员的一侧，用身体和腿保护球。同时，用手短促地按拍球，控制球从地面反弹的高度在膝部以下，以便摆脱防守继续前进（见图5—18）。

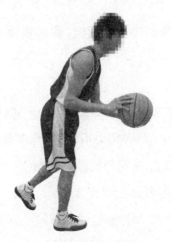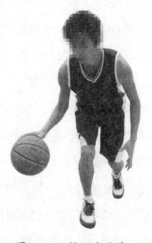

图5-17　高运球动作　　　图5-18　低运球动作

3．运球转身

以右手运球为例，当对手堵截运球路线时，运球队员将球控制在身体右侧，左脚向前跨出一步为中枢脚，置于对手两脚之间，然后右脚用力蹬地后撤，顺势做后转身动作；在转身的同时，右手按拍球的右前方，将球拉引至身体的侧后方落地，转身后换用左手推拍球，从对手的身体右侧突破。为减小球的转动半径，须使上臂紧贴躯干，同时使运球手臂提拉球的动作和脚的蹬地、跨步、转身动作紧密结合。转身时应加力运球，以加大球的反作用力，延长手触球的时间，有利于拉引球动作的顺利完成。

4．体前变向换手运球

运球队员要从对手右侧突破时，先向对手左侧快速运球，当对手向左侧转移身体重心准备堵截时，运球队员突然变换运球的方向，用右手按拍球的右侧上方，并靠近身体向左侧送拍球，使球的落点靠近左脚，向身体左侧反弹，同时，右脚向左前方跨步，上体左转侧肩，以臂、腿、上体保护球，换左手按拍于左侧上方，从对手右侧运球突破。若要从对手左侧突破，则方向相反。

5．运球常用练习方法

（1）原地运球。原地运球的练习可以按四个步骤进行：① 原地运球模仿练习，体会手臂、手腕动作；② 原地高运球或低运球练习，体会手指手腕上吸下按的动作，以及手触球的部位和控制球，熟练后可将高运球和低运球混合进行练习，进一步提高运球能力和控制球的能力；③ 原地体前左、右交替运球，体会换手时推拨球的动作和按拍球的部位；④ 原地体侧前后运球，体会前推、后拉运球时，手按拍球的部位和用力。

在原地运球练习过程中应始终保持正确的身体姿态，体会手按拍和迎引球的动作，抬头，用眼余光看球。

（2）行进间运球。行进间运球包括三个方面的内容：

第一，直线运球。一人持球沿直线进行行进间的高运球练习，熟练后可加快跑动速度，或者多人进行直线运球接力练习。开始时可练单手运球，以后逐渐变为体前左、右交替运球。

第二，弧线运球。沿罚球圈、中圈做弧形运球到对面的端线，再换手变向将球运回。注意要用远离圆圈的手运球，做左右手换手运球练习。弧线运球时，内侧腿深屈膝，外侧脚用力蹬地，身体向内倾，幅度越大越好，球要始终控制在体侧。

第三，运球急起急停。每个队员一球，根据教练或同伴的信号练习急起急停或变速运球。注意急起急停时,要停得稳,起动快。变速运球时,要掌握好高、低运球的节奏,加速应突然。

6.运球易犯错误和纠正方法

(1)用手掌拍击球。

纠正方法:强调运球手法,徒手做模仿练习,反复练习手、臂迎送动作;单手举球到头前侧上方,用手腕前屈、后仰和手指拨球动作连续做对墙运球练习。

(2)控制不好球。

纠正方法:教师或教练多讲解和示范正确动作,反复进行按拍球的动作练习。

(3)行进间高运球时按拍球与行进配合不协调。

纠正方法:多做原地碎步跑运球和采用慢速行进运球的练习,熟练后再提高移动速度。

(4)低头运球。

纠正方法:可目视同伴或教师、教练进行运球,还可采用戴遮视线的"眼镜"进行运球练习。

（五）投篮

投篮是将球投进篮圈的一种专门动作,它是篮球比赛中唯一的得分手段,是所有进攻技战术的最终目的和攻守矛盾的焦点所在。没有精准的投篮技术,便无法得分,也无法获得比赛的最终胜利。投篮的基本方法有原地单手投篮、双手胸前投篮、行进间单手投篮、跳起单手投篮、反手投篮和勾手投篮等。本节将向大家介绍原地单手投篮、原地双手胸前投篮、行进间单手投篮和跳起单手投篮。

1.原地单手投篮

以右手持球为例,右脚在前,左脚稍后,两膝微屈,重心落在两脚掌上;右手五指自然分开,翻腕持球的后部稍下部位,左手扶在球的侧下面,将球举到头部右侧上方位置,目视球篮,大臂与肩关节平行,大、小臂约为90°角,肘关节内收。投篮时,由下肢蹬腿发力,身体随之向前上方伸展,同时抬肘向投篮方向伸臂,用手腕前屈和手指拨球动作,使球柔和地从食、中指端投出。球离手时,手臂要随球自然跟送,脚跟提起(见图5—19)。

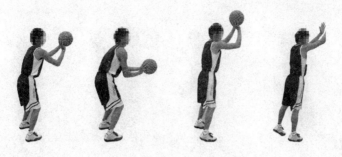

图 5-19 原地单手投篮动作

2．双手胸前投篮

投篮的准备姿势与双手胸前传球的准备姿势基本一致，投篮前将球置于胸前，目视篮圈，两肘自然下垂，两脚前后或左右开立，两膝微屈，重心落在两脚掌上。投篮时，两脚蹬地，腰腹伸展，两臂向前上方伸出，两手腕同时外翻，拇指稍用力压球，使球通过拇指、食指、中指指端投出。球出手后，脚跟提起，腿、腰、臂随出球方向自然伸展（见图 5—20）。

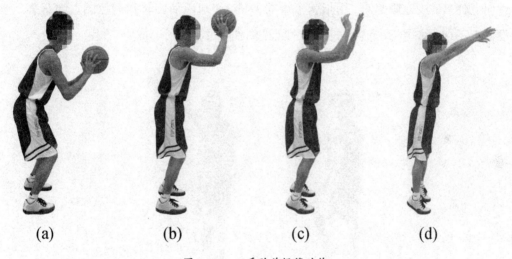

(a)　　　　　(b)　　　　　(c)　　　　　(d)

图 5-20 双手胸前投篮动作

3．行进间单手投篮

行进间单手投篮又称三步上篮，是篮球比赛中常采用的投篮方法之一，它可分为行进间单手肩上投篮和行进间单手低手投篮。

（1）行进间单手肩上投篮。以右手持球为例，右脚向前跨出时接球，接着迅速上左脚起跳，右腿屈膝上抬，同时举球至头右侧，腾空后，上体稍后仰，当身体跳到最高点时，右手臂伸直，用手腕前屈和手指力量将球投出（见图 5—21）。此动作有一口诀：一跨大步接球牢，二跨小步用力跳，三要翻腕托球举球高，四要指腕柔和用力巧。

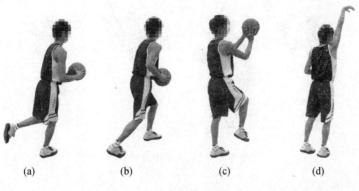

图 5-21　行进间单手肩上投篮

（2）行进间单手低手投篮。以右手持球为例,行进间单手低手投篮的跑动步法与行进间单手肩上投篮基本相同,只是在接球后的第二步要继续加快速度,用力蹬地向前上方起跳,腾空时间要短。投篮手的五指自然分开,托球的下部,手心朝上,手臂向上伸展,接近篮圈时,用指腕上挑的力量,使球向前旋转投向篮圈。注意第二步投篮出手前保持单手低手托球稳定性（见图 5－22）。

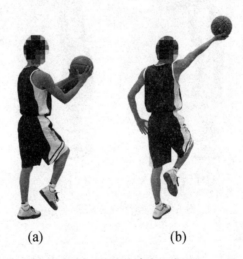

图 5-22　行进间单手低手投篮

4. 跳起单手投篮

以右手持球为例,双手持球于胸腹之间,两脚左右（或前后）开立,两膝微屈,身体重心落在两脚间,上体放松,眼睛注视篮圈;起跳时两膝适当弯曲,接着脚掌蹬地发力,提腹伸腰,向上迅速摆臂举球并起跳,球高度为肩上或头上,持球方法同原地单手肩上投篮;当身体升至最高点或接近最高点时,用暴发性力量屈腕、压指,将球投出,球离手后身体自然落地,屈膝缓冲（见图 5—23）。

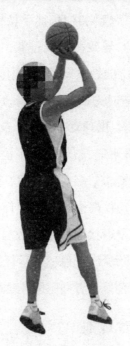

图 5-23 跳起单手投篮

5．投篮常用练习方法

（1）原地练习持球投篮的准备姿势和出手动作。

（2）徒手做原地投篮动作的模仿练习，体会全身的协调配合和出手时的指腕动作。

（3）面对墙、篮板或同伴，相距 2~3 m，持球做投篮动作练习。

（4）站在篮圈下面，原地练习投篮出手，体会投篮出手时的指腕动作。

（5）两人一组，相对站立，相距 3~4 m，用原地单手、双手投篮方法有弧度地传球，熟练后逐渐拉长距离。投篮手法基本掌握后，可采用固定投篮角度和变换投篮距离等方法进行投篮练习。

（6）定点投篮练习，即两人一组，规定投篮点，一人连投，一人传球，达到规定次数后两人互换。

（7）在对抗的条件下，加大投篮练习的难度和强度，提高投篮的应变能力，以适应实战的要求。

6．原地投篮易犯错误及纠正方法

（1）持球手型不正确，掌心未离球体，手指端未贴在球体上，持球不稳。

纠正方法：练习者持球，由同伴或教师、教练检查动作是否正确，并帮忙纠正，使练习者建立正确的投篮持球动作基本概念。

（2）肘关节外展。

纠正方法：练习者以投篮的手臂侧靠墙，徒手做投篮模仿练习。

（3）投篮时，肘关节过早前伸，导致抛物线过低。

纠正方法：练习者坐在地上持球做投篮动作，同伴或教师、教练在练习者对面用手压在球的上方，使练习者体会投篮时先抬肘，后伸臂、压腕、指拨投篮出球的动作顺序。

（4）投篮时，抬肘伸臂不充分，出球动作僵硬；双手投篮时，两手用力不平均，肩关节紧张，食指、中指拨球动作不明显，整体动作不协调。

纠正方法：多进行徒手模仿练习，多对镜练习，看教师或教练的正确示范，同时配合教学视频，建立正确的投篮动作概念并鉴别投篮动作是否正确。

（5）行进间投篮时跑动与跨步衔接不好或步法混乱。

纠正方法：先徒手进行跨步的练习，熟练后进行行进间慢速运球接跨步上篮的动作，之后行进间运球速度可逐渐加快，使练习者循序渐进地掌握行进间投篮的衔接技术。

三、篮球运动的主要竞赛规则

自篮球运动被发明至今，篮球的竞赛规则随着篮球运动的发展被不断地修订。本节所介绍的篮球主要竞赛规则选自国际篮球联合会（FIBA）2008年4月26日于北京通过且于2008年10月1日起生效的最新篮球规则。

（一）场地和器材

1. 标准篮球场

国际篮球联合会规定正式比赛的篮球场为长28 m、宽15 m的长方形场地，天花板或最低障碍物离地高度至少7 m。球场照明应均匀，光线充足。

场地内所有线条宽度为0.05 m；中线应向两侧边线外各延长0.025 m；罚球线应与端线平行，长为3.6 m，其外沿距端线内沿5.80 m，中点须落于连接两条端线中点的假想线上。

根据FIBA最新修订的篮球规则，自2010年10月1日起，限制区（三秒区）改为长5.80 m、宽4.9 m的矩形区域，不再为梯形；三分线的距离从之前的6.25 m改为6.75 m；在比赛场地两端的篮圈下各标出一个半圆区域，半圆的内沿距篮圈中心1.25 m。这个区域为合理冲撞区，在这个区域只有阻挡犯规，没有带球撞人。

中圈画于球场中央，半径为1.80 m，从圆周外沿丈量。

2. 篮球

篮球的外壳为皮革、橡胶或合成物质。球面的接缝或槽的宽度不得超过0.006 35 m。球的圆周为0.749～0.780 m；其重量为567～650 g。充气后，使球从1.80 m

的高度(从球的底部量起)落到球场的地面上,反弹起来的高度为 1.20 ~ 1.40 m(从球的顶部量起)。

（二）着装

1. 球队成员的服装构成

（1）背心前后的主要颜色相同,所有队员必须把背心塞进短裤内,允许穿一体的服装。

（2）短裤前后的主要颜色相同,但没必要与背心的颜色相同。

（3）允许穿长于短裤的紧身内裤,只要与短裤的颜色相同即可。

2. 主客队的背心颜色说明

每名队员必须至少有两件背心,并且秩序册中命名的第一队(主队)应穿浅色背心(最好是白色);秩序册中命名的第二队(客队)应穿深色背心;如果参加比赛的两队同意,他们可以互换背心的颜色。

（三）比赛时间、比分相等与决胜期

1. 比赛时间

比赛应由 4 节组成,每节 10 min。在比赛开始之前,应有 20 min 的比赛休息期。在第一节和第二节(第一半时)之间,第三节和第四节(第二半时)之间以及每一决胜期之前应有 2 min 的比赛休息期。而中场休息时间应为 15 min。

2. 比分相等与决胜期

如果在第四节比赛时间终了时比分相等,为打破平局,需要一个或多个 5 min 的决胜期(加时节)来继续比赛。如果结束比赛时间的比赛计时钟信号响时或恰好之前发生了犯规,在比赛时间结束之前应执行最后的罚球。如果作为此罚球的结果需要一个决胜期,那么,在比赛时间结束后发生的所有犯规被视为在比赛休息期间发生的,在决胜期开始之前应执行罚球。

（四）技术规范

在比赛中,只能用手来打球,并且可将球向任何方向传、投、拍、滚或运,但受 FIBA 篮球规则的限制,队员不能带球走,也不能故意踢或用腿的任何部分阻挡或用拳击球。

（五）得分

（1）当活球从上方进入球篮并停留在篮圈内或穿过篮圈是球中篮。

（2）球已进入篮圈，对投篮的队按此规则计得分：一次罚球中篮计1分；从2分投篮区域中篮计2分；从3分投篮区域中篮计3分；在最后一次或仅有一次的罚球中，在球已触及篮圈后进入篮圈前被一名进攻队员或防守队员合法触及，中篮计2分。

（3）如果队员意外地将球投入该队的本方篮圈，中篮计2分，记入对方球队得分。如果队员故意将球投入该队的本方篮圈，这是违例，中篮不计得分。如果队员使整个球从下方穿过篮圈，这是违例。

（六）暂停

（1）教练员或助理教练员请求中断比赛时是暂停。

（2）每次暂停持续时间为1 min。一次暂停可在一次暂停机会期间被准许。在第一半时的任何时间每队可准许2次暂停；在第二半时的任何时间可准许3次暂停；以及每一决胜期的任何时间可准许1次暂停。未用过的暂停不得遗留给下一个半时或决胜期。在第四节的最后2 min或每一决胜期的最后2 min内，在一次成功的投篮后比赛计时钟停止时，不允许得分队叫暂停，除非裁判员已停止了比赛。

（七）违例

违例指违反规则。违例时将球判给对方队员和在最靠近发生违例的地点掷球入界，正好在篮板后面的地点除外，除非规则另有规定。

篮球比赛中常见的违例有球出界、两次运球、带球走、3秒、8秒、24秒和球回后场等。

（八）犯规

犯规是对规则的违犯，含有与对方队员的非法身体接触和违反体育道德的举止。篮球比赛中常见的犯规有撞人、阻挡、拉人、推人等侵人犯规。

1. 技术犯规

技术犯规是包含（但不限于）行为性质的队员非接触犯规。主要指队员没有礼貌地触犯裁判员、技术代表、记录台人员或球队席人员，或使用很可能冒犯或煽动观众的语言和举止等。

2. 队员犯规和全队犯规

（1）一名队员已发生侵人犯规或技术犯规累计达到5次，主裁判员应通知本人，并要求其立即离开比赛。犯规队员必须在30秒内被替换。

（2）在一节中某队已发生了4次全队犯规时，该队处于全队犯规处罚状态。当某队处于全队犯规处罚状态时，所有随后发生的对未做投篮动作的队员的侵人犯规应被判2次罚球,代替掷球入界。如果控制活球队的队员或拥有球权队的队员发生了侵人犯规,这样的犯规应判对方队员掷球入界。

🥎 实地训练

原地运球

【目标】通过实训,能熟练掌握各种原地运球方法。

【内容】原地高低运球、原地体侧前后推拉运球、原地胯下左右运球、原地胯下绕"8"字运球、原地背后换手变向运球。

【场地】篮球场或平整的空地。

【器材】篮球。

【方法与步骤】

1. 原地高运球。按拍球的后上部,球的落点在身体侧前方,球的反弹高度在腰腹之间;原地低运球,降重心,抬头前看,用上体和腿保护球,球反弹的高度在膝髋之间。

2. 原地体侧前后推拉运球。两腿前后开立,运球手按拍球的后上方使球向前弹出,运球手迅速前移至球的前上方,按拍球的前上方使球弹回。

3. 原地胯下左右运球。两脚前后开立成弓箭步,右手持球加力使球从胯下向左反弹,左手迎引球后,再加力使球从胯下向右反弹,依次两手交替运球。

4. 原地胯下绕"8"字运球。两脚左右开立,约与肩同宽,其他动作方法同原地胯下左右运球,只是迎引球的手接触到球时引球从腿外侧绕过来再推向另一侧。

5. 原地背后换手变向运球。两脚左右开立,约与肩同宽,持球于体前。练习时,左手持球向左挥摆至体侧,然后用手指、手腕加力,使球经身体左侧向右下方落于体后,使球向右侧上方反弹;右手在背后右侧控制球,然后再用右手加力向左运拍。依次在背后交替换手运球。

第三节　排球

一、排球运动简介

排球由美国人威廉·G.摩根(William G. Morgan)于1895年发明,后逐渐流行于全世界。排球具有群众基础好、技术全面、对抗激烈、技巧细腻、攻防技术两重性和集体配合的严密性等特点。经常从事排球运动可提高人的综合身体素质，尤其可以增强爆发力和手、眼的协调配合能力以及腰背肌力，改善人的高级神经系统、心血管系统和呼吸系统功能，培养人的坚强意志和团队精神，还可使人养成协作配合和遵守规则的良好习惯，有助于与他人友好相处。

1896 年，美国开始举办排球比赛，同年排球的英文名被正式定为"volleyball"，亦制定了第一部排球规则。

1905 年，排球传入中国，之后排球在我国得到了普及和发展。中华人民共和国成立后，为了早日使三大球的竞技水平达到国际水平，我国从女子排球打开了突破口。

1977 年，中国女排第一次战胜日本女排，获得世界杯第四名。

1979 年，中国女排首次夺得亚洲锦标赛冠军。

1981～1986 年，中国女排夺得世界大赛五连冠，震惊世界。后由于新老队员交替，出现青黄不接现象。

2003 年，在教练陈忠和的带领下，中国女排在时隔多年后再一次夺得世界杯冠军。

2004 年，中国女排又一次夺得奥运会冠军，令国人振奋。

2008 年，我国体育界元老级人物魏纪中在国际排联开始担任主席职务。

2010 年，原天津队主教练王宝泉出任中国女排主教练，率领中国队获得瑞士女排精英赛冠军。

2011 年，俞觉敏带领中国女排夺得瑞士女排精英赛季军、俄罗斯女排总统杯冠军和亚洲女子排球锦标赛冠军，在世界杯上率中国女排收官战中直落三局横扫欧洲亚军德国斩获季军。

2012 年，俞觉敏带领中国女排在 6 月底举行的世界女排大奖赛总决赛中，排名第五。

2014 年，在世界女子排球锦标赛半决赛中，中国队面对东道主意大利女排，激战四局后以 3∶1 胜出，继 1998 年后再次杀进决赛。

2015 年，中国女排在世界杯赛上逆境中拼下冠军，同时赢得 2016 年里约热内卢奥运会参赛资格。

2016 年，里约热内卢奥运会中，中国女排荣膺奥运冠军。

目前，国际重大的排球赛事主要有奥运会排球比赛、大冠军杯赛、世界锦标赛和世界杯赛。

📖 **知识拓展**

沙滩排球

沙滩排球，简称"沙排"，是风靡全世界的一项体育运动。它起源于20世纪20年代的美国。大多数人认为加州的圣莫尼卡是沙滩排球的发源地。当时人们玩沙滩排球是为了消遣娱乐，运动员和观众们头顶蓝天，面临碧海，耳听涛声，脚踩柔沙，使比赛充满了诗情画意。沙滩排球比赛场地包括比赛场区和无障碍区。比赛场区为 16 m×8 m 的长方形。场地边线外和端线外的无障碍区宽 5~6 m，上空的无障碍空间至少高 12.5 m。地面是水平的沙滩，沙滩必须至少 40 cm 深，其中没有石块、壳类及其他可能造成运动员损伤的杂物。比赛场区上所有的界线宽为 5~8 cm，界线与沙滩的颜色须有明显的区别，并且由抗拉力材料的带子构成。

二、排球运动的特点

（一）广泛群众性

排球运动场地设备与要求、规则简单，只要喜欢排球运动，任何人都可参与其中。

（二）集体协同性

排球比赛是集体比赛项目，除发球外，其余技战术都是在集体配合下完成的。

（三）激烈对抗性

排球比赛每一次攻防争夺都蕴含着得分和失分的可能，使得攻防矛盾非常激烈，尤其是比赛达到关键球和赛点时，落后一方队员都面临着"力挽狂澜"或"功亏一篑"的挑战。场上队员必须具备良好的心理调控能力、娴熟的技术、综合作战能力，教练员则需有积极、灵活的调防能力，否则球队很难在激烈的攻防对抗中取得领先并赢得胜利。

（四）技战术全面、灵活多变性

排球运动属于集体对抗比赛，需要场上6名队员协同配合组织有效的进攻与防守。在进攻中，前排队员要不断地变换运用跑动、交叉换位、掩护等各种技战术来迷惑对方，并将球击落在对方场地；在防守时，全队都要积极保护扣球；攻防转换中，队员要保持合理的攻防阵形，采取灵活多变的战术，有效防护对方拦网并迅速组织进攻。

排球运动的攻守对抗性是其基本规律和特征。排球的技战术发展都是围绕攻防战术的创新而展开的，排球运动在攻守中的突破与反突破、限制与反限制矛盾的对立统一，是排球技战术持续发展的内在动力。（五）休闲娱乐性

现代排球运动发展出多种形式，如沙滩排球、气排球、软式排球等。排球运动集健身、娱乐、社交、休闲等功效于一体，运动形式不拘一格、灵活多变，已成为人们休闲娱乐的热门项目。

📚 知识拓展

软式排球和气排球

软式排球在 20 世纪 80 年代末诞生于日本山梨县，它是以中老年和儿童为主要对象设计并开展的群众体育项目。软式排球以重量轻、体积大、制造材料柔软、不伤手指等特点得名，成为一项深受广大体育爱好者喜爱的健身项目。

1989 年，日本举行了全国家庭软式排球赛，1992 年，软式排球进入日本中、小学和部分高中的体育课教材。目前软式排球运动已从日本传到中国、韩国、新加坡和美国等国家。1995 年，北京体育大学成功地举办了我国历史上首次职工软式排球赛。1996 年初，中国排协决定要在我国大力倡导开展软式排球运动。目前高校多采用软式排球作为辅助教学用具。

气排球是我国土生土长的一项群众性排球活动，是纯粹的"中国制造"。1984 年，呼和浩特铁路局为开展老年人体育活动，在没有规则限制的情况下，组织离退休职工用气球在排球场上打着玩儿。由于气球过轻且易爆，他们将两个气球套在一起打，最后又改用儿童软塑球。随后又参照 6 人排球规则制定了简单的比赛规则，并将这种活动形式取名为"气排球"。

三、排球的基本技术

排球运动的基本技术主要有基本移动步法、发球、垫球、传球、扣球和拦网等。根据高职高专体育教学的实际情况，下面主要介绍几种基本的移动步法、正面上手发球、正面下手发球、正面双手垫球、正面双手传球和扣球。

（一）基本移动步法

1. 一般准备姿势

两脚左右开立略比肩宽，前后开立距离小于左右，膝稍屈，上体稍前倾，两臂自然弯曲置于腰腹或胸前，整个身体处于较灵活的平稳状态，随时准备起动。

2．并步

当来球距身体一步左右时，可采用并步移动。移动时，移动方向的同侧脚步先向移动方向跨出一步，当跨出脚落地时，另一脚迅速并上成击球前的准备姿势。

3．跨步

当来球较低，离身体 1 m 左右距离时，可采用跨步移动。移动时，一脚用力蹬地，另一脚向来球方向跨出一大步。跨出腿膝部弯曲，上体前倾，臀部下降，身体重心移至跨出腿上，后腿在蹬地后膝部也要微屈。

4．交叉步

当来球在体侧或体前侧距离身体 2 m 左右时，可采用交叉步移动去接近球。若向右移动，起动时身体应稍向右转，同时右脚自然地向右先移动一小步（起动步），使脚尖指向右前方。左脚从右脚前面向右交叉迈出一步。然后右脚再向右跨出一步，落在左脚的右侧，同时身体转动对准来球方向，保持击球前的准备姿势。

5．练习方法

（1）听口令，采用规定步法做反应练习。

（2）两人一组一球，一人持球向不同方向抛球，另一人采用各种基本步法接球。

（3）同伴向四周抛出各种高低远近不同的球，每人连续接球若干次，球不得落地。

（二）发球

发球是排球比赛中主要的得分技术之一，是不受对手影响的技术，也是先发制人的进攻性技术。从动作上发球可分为正面下手发球、侧面下手发球、正面上手发旋转球、侧面勾手大力发球、正面上手发飘球、侧面勾手发飘球、跳发飘球和跳发大力球。下面主要介绍正面上手发球和正面下手发球两种发球方法。

1．正面上手发球

以右手发球为例，面对球网站立，左手托球于胸前，右手扶球，注意观察对方的站位和布局，选定自己的攻击目标；左手或双手将球平稳地向右肩前上方抛起，抛球的同时，右臂抬起屈肘后振，肘部弯曲与肩平，五指自然张开，上体稍向右转动，抬头挺胸、展腹、身体重心移动至右脚上；击球时利用蹬地转体和迅速收胸收腹的动作使手臂迅速猛烈地向上方挥动，重心随之移至左脚，手臂伸至右肩上方，以全掌击球的后中下部，手触球时手腕应有向前推压的动作，使球向前旋转飞出（见图 5—24）。

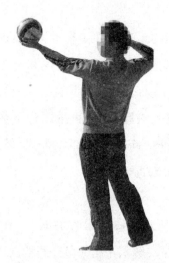

图 5-24　正面上手发球动作

2．正面下手发球

正面下手发球常被初学者进行比赛时采用，其动作要领是：以右手发球为例，面对球网两脚前后开立，左脚在前，右脚在后，两膝弯曲，上体前倾，左手持球于腹前；左手将球垂直上抛在右肩的前下方，离手 20～30 cm 高度即可，在抛球的同时，右臂伸直后摆，身体重心适当后移；以肩为轴，手臂由后经下方向前摆动，身体重心亦随之前移，在右肩的前下方腹前高度用全掌、掌根或虎口击球后下方（见图 5—25）。

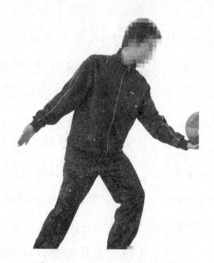

图 5-25　正面下手发球动作

3．发球常用练习方法

（1）原地徒手模仿发球动作，熟练后进行抛球练习，再将抛球和发球结合进行练习。

（2）将球悬吊在适当高度，或由同伴持球，用发球的正确动作击球，以体会发球动作和击球时手的感觉。

（3）两人一组，不隔网相距 10 m 进行发球练习；熟练后可做近距离的隔网发球练习。

（4）站在端线后轮流发球，并相互观察，提醒动作要点；熟练后可规定发球目标和发球次数再进行练习；最后过渡至分组进行发球和接发球比赛。

4．易犯错误与纠正方法

（1）抛球不当，影响发球的质量。

纠正方法：固定抛球的位置与高度，反复练习，并由同伴或教师帮助纠正动作。

（2）击球点不准，从而影响击球效果。

纠正方法：多击固定球；抛球击球时眼睛应盯住击球部位，及时挥臂击球。

（3）击球时手掌控制不住球，击不准球。

纠正方法：提醒自己应看准击球部位击球，抛球后先用较轻的力量击球，或多击固定球。

（三）正面双手垫球

1．动作要领

正面双手垫球时击球手型可取叠指法和抱拳法两种，击球点一般尽量保持在腹前约一臂距离的位置，用腕上 10 cm 左右的两小臂桡骨内侧所构成的平面击球。当判断来球须用垫球回击时，及时移动到位，降低重心，两臂前伸插至球下，使两前臂的垫击面对准来球，并初步取好手臂的角度；两手掌要紧靠，手臂夹紧，手腕下压，用平整且稳定的击球面迎击球；由下肢蹬地、提肩、顶肘、压腕的动作去迎击来球，身体重心应随球前移，全身协调用力将球送出（见图 5—26）。

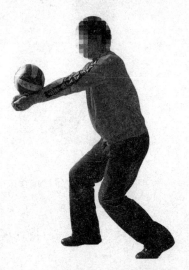

图 5-26　正面双手抱拳垫球动作

2．常用练习方法

（1）原地徒手模仿练习。

（2）两人一组，一人持球固定于小腹前高度，另一人从准备姿势开始，做垫击动作，但不将球击出，只体会击球动作。熟练后可一人抛球，一人垫球，再过渡至两人对垫。

（3）两人一组，一人固定不动，另一人向前后左右移动垫球，再过渡至两人同时移动垫球。

（4）教练或同伴连续抛球，练习者进行垫球，每组规定垫球个数和垫球方向。

（四）正面双手传球

1．动作要领

当判断来球须用传球技术时，手翻掌略相对，置于额前，手指自然弯曲，手腕稍后仰，以稍大于球体的半球形手型准备迎击来球。击球时从下肢开始发力，双脚蹬地，以伸膝、伸髋动作使身体重心上升，再以伸肘使两手迎向来球并在正确的击球位置击球，依靠脚蹬地和手指手腕的用力将球传出。击球后，手腕适当随球前屈。注意击球点在前额正前上方约一个球的位置，触球时肘关节尚有一定弯曲度，以便于继续伸臂用力（见图5—27）。

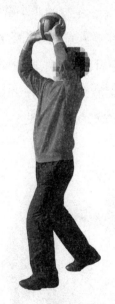

图 5-27　正面双手传球动作

2．常用练习方法

（1）原地徒手模仿正面双手传球动作。熟练后持球模仿动作，再过渡至原地传抛过来的球。

（2）自抛自传，可规定次数和移动范围。熟练后进行原地对传，再过渡至移动对传。

（3）与垫球技术结合进行组合练习。

（五）扣球

扣球是排球比赛中最积极有效的进攻手段之一，是完成战术配合的最后一击，还是决定胜负的关键技术，因此必须较好地掌握一至两种扣球方法。扣球有强攻和快攻、近网攻和远网攻、前排攻和后排攻、平网攻和调整攻的区分，它们的动作结构相同，只是在时间和空间上有所区别。

1．动作要领

以右手扣球为例，左脚向球的落点自然迈出第一步，接着右脚迈出第二步，右脚跟在起跳点着地，最后左脚迅速并上来，在右脚的左侧约与肩宽并稍靠前半脚的位置着地；两膝弯曲，大小腿夹角为100°～110°，两膝内扣，上体稍前倾，随即两脚迅速有力地蹬地起跳，两臂配合由体侧下方继续屈臂向体前上方摆动，同时迅速展腹、伸膝、屈踝、提踵，使身体腾空而起；身体腾空后，左臂摆至身体前方（或前上方），击球臂屈臂置于头侧，肘高于肩，展腹、挺胸、敞肩，身体呈反弓形，眼睛注视球；击球时，上臂前旋，肘关节向前上方，前臂放松迅速后振，手腕放松，前臂继续上摆，整个手臂甩直并成弧形摆至击球点击球；落地时应力争双脚同时着地。注意击球点应在右肩前上方，击球臂与躯干的夹角约为160°，用手臂击球的后中上部（见图5—28）。

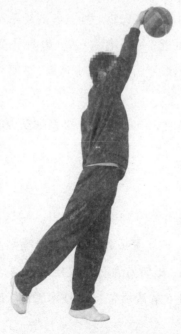

图5-28　正面扣球瞬间动作

2．扣球常用练习方法

（1）徒手挥臂动作模仿练习。

（2）利用吊球做原地手臂挥摆击球动作。

（3）原地对墙或球网做自抛球扣球练习，熟练后面对低网做原地自抛自扣练习，注意球应垂直抛起。

（4）徒手助跑起跳动作模仿练习，先做慢速助跑起跳，动作熟练后可加快助跑起跳速度。

（5）利用固定吊球进行助跑起跳扣球练习，要求动作正确、协调、到位。

（6）网前抛球扣球练习。一人抛固定高度的球，其他练习者成纵队站立轮流进行扣球练习。熟练后抛球者变换球的高度和落点，以提高实战能力。

（7）进行串联技术练习。做传、扣技术组合的练习，或接发球、接吊球后的扣球练习等。

四、排球主要竞赛规则

（一）场上位置与轮换次序

发球队员击球时，双方队员必须在本场区内按轮转次序站位。靠近球网的三名队员为前排队员，其位置为 4 号位（左）、3 号位（中）、2 号位（右），另外三名队员为后排队员，其位置为 5 号位（左）、6 号位（中）和 1 号位（右）。每一名后排队员的位置必须比其相应的前排队员距离中线更远；每一名前排队员至少有一只脚的部分比同列后排队员的双脚距中线更近；每一名右（左）边队员至少有一只脚的部分比同排中间队员的双脚距右（左）边线更近。发球击球后，队员可以在本场区和无障碍区的任何位置。

轮换次序包括发球及其他队员的站位。接发球队获得发球权后，该队队员需按顺时针方向轮换一个位置。

（二）暂停与替换

比赛过程中教练可以提出暂停和换人的请求。每局比赛，每队最多有两次普通暂停机会，暂停时间为 30 s，在比赛成死球、裁判员鸣哨发球前可以请求暂停。国际性比赛中第 1 局至第 4 局内，每局另外有两次技术暂停，时间为 60 s，在领先队达到 8 分和 16 分时自动执行；第 5 局决胜局没有技术暂停，每队在该局可请求两次 30 s 的普通暂停。

每局比赛中，每队最多可请求 6 人次换人，可同时替换 1 人或多人。每局开始上场阵容的队员在同一局中可换下和换上各1次，且只能回到原阵容位置上。替补队员每局只能上场比赛1次，替补开始上场阵容的队员。

（三）比赛状态

1．比赛开始

裁判员鸣哨允许发球，发球队员击球表示比赛开始。

2．比赛中断

裁判员鸣哨中断比赛。

3．界内球

球触及比赛场区的地面包括界限视为界内球。

4．界外球

以下几种情况视为界外球：球的落点整体在场地界线以外；球触及场外物体、天花板或非场上比赛成员等；球触及标志杆、网绳、网柱或球网标志带以外部分；球的整体或部分从过网区以外过网；球的整体从网下穿过。

（四）比赛中击球

比赛球队必须在本场地及其空间内进行比赛，但允许队员跃出无障碍区进行救球。

1．击球

（1）击球规则。每队最多击球3次（拦网除外），将球从球网上回击对方。1名队员不得连续击球2次。2～3名队员可同时触球，且同队的2～3名球员同时触到球时，被记为2～3次击球（拦网除外）。两名不同队的队员在网上同时触球，比赛继续进行，获得球的一方仍可击球3次。如果球落在某方场区外，则判对方击球出界；如果双方队员同时击球造成持球，则判双方犯规，该球重新开始。

（2）击球限制。球可接触身体任何部位；球必须被击出，不可接住或抛出；球可向任何方向弹出；球可同时触及身体的不同部位。

下面4种情况中的任何一种均属犯规。

（1）4次击球。一个队连续触球4次。

（2）借助击球。队员在比赛场地内借助同伴或任何物体的支持进行击球。

（3）持球。没有将球击出，造成接住或抛出。

（4）连击。同一名队员连续击球2次或球连续触及身体的不同部位。

2．发球

发球队员必须在裁判员鸣哨后 8 s 内将球击出。鸣哨前发球无效，需重新发球。球被抛起或持球手撤离后，必须在球落地前，用一只手或手臂的任何部位将球击出。发球队员在击球或击球起跳时，不得踏及场区或发球区以外的地面。

出现以下情况应判为发球犯规进行换发球：发球队发球次序错误；没有遵循发球规定；球触及发球队队员；球的整体没有从过网区通过球网的垂直平面；界外球；球越过发球掩护的个人或集体。如果发球犯规与对方位置错误同时发生，判发球犯规；如果发球后犯规，而对方出现位置错误，判位置错误犯规。

3. 进攻性击球

所有直接向对方的击球都是进攻性击球（发球和拦网除外）。在进攻性击球时，吊球是被允许的，但击球必须清晰并无接住或抛出动作。球的整体通过球网垂直平面或触及对方球员，被认为完成进攻性击球。

（1）进攻性击球限制。前排队员可以对任何高度的球完成进攻性击球，但触球时必须在本方空间；后排队员可以在进攻线后对任何高度的球完成进攻性击球，但是起跳时脚不得踏及或越过进攻线，击球后可以落在前场区；后排队员也可以在前场区完成进攻性击球，但触球时球的一部分必须低于球网上沿；接发球队队员不能对处于前场区内高于球网上沿的对方发球完成进攻性击球。

（2）进攻性击球犯规。下列六种情况中的任意一种均属进攻性击球犯规：在对方空间击球；击球出界；后排队员在前场区完成进攻性击球，并且击球时球的整体高于球网上沿；接发球队队员对处于前场区内高于球网上沿的对方发球完成进攻性击球；队员在高于球网处对同队自由防守队员在前场区用上手传的球完成进攻性击球。

4. 拦网

拦网是队员靠近球网，将手伸向高于球网处阻挡对方来球的动作。只有前排队员可以完成拦网。没有触及球的拦网行动为试图拦网；触及球的拦网行动为完成拦网；两名或三名队员彼此靠近进行拦网为集体拦网，其中一人触球则完成拦网。在一个动作中，球可以连续（迅速而连贯地）触及一名或更多名的拦网队员。拦网时队员可以将手或手臂伸过球网，但不得妨碍对方击球。过网拦网的触球必须在对方进攻性击球之后。拦网的触球不算作球队三次击球的一次；拦网后可以由任何一名队员进行第一次击球，包括拦网时已经触球的队员。禁止拦对方的发球。

下列几种情况中的任意一种均属拦网犯规：在对方进攻性击球前或击球的同时，在对方空间完成拦网；后排队员或自由防守队员试图拦网、完成拦网或参加集体拦网；拦对方的发球；拦网出界；从标志杆以外伸入对方空间拦网。

5．比赛结果

（1）某队得1分。如果发球队获胜，则得1分，继续发球；如果接发球队获胜，则获得发球权，同时得1分。

（2）胜1局。第1至第4局先得25分并同时超出对方2分的队胜1局。

（3）胜1场。胜3局的队胜1场。如果2∶2平局时，第5局得至15分并领先对方2分的队获胜。

实地训练

扣球

【目标】通过实训，基本掌握三种排球扣球技术，培养团队合作精神。

【内容】正面扣球、调整扣球、扣快球。

【场地】排球场。

【器材】排球。

【方法与步骤】

1．正面扣球。起跳后，先挺胸、抬头、展腹，手臂屈肘向后上方抬起，身体呈反弓形。利用收腹、转体收胸动作发力，带动前臂上甩击球。挥动要有提肩、抬肘动作，前臂成弧形快速向前上方抽甩，在肩上方最高点击球。手触球时，用全掌包住球的后上方，使球上旋，急速离手落入对方场区。

2．调整扣球。传球队员从后场区将球传到网前所进行的扣球。

3．扣快球。队员在二传队员传球前或传球的同时起跳，把球扣入对方场区。

第四节　乒乓球

一、乒乓球简介

由英文可知乒乓球是由网球发展而来。19世纪末，欧洲盛行网球运动，但受到场地和天气的限制，人们无法天天进行此项运动。英国有些人便把网球移到室内，以餐桌为球台，书做球网，用羊皮纸做球拍，在餐桌上打来打去，后逐渐形成今天为世人所知的乒乓球。

20 世纪初,乒乓球运动在欧洲和亚洲迅速发展。1926 年,在德国柏林举行了国际乒乓球邀请赛,同年在英国伦敦成立了国际乒乓球联合会(ITTF)。

乒乓球运动于 1904 年传入我国。中华人民共和国成立后,我国在全国范围内开展了群众性乒乓球运动。

📖 知识拓展

1953 年,我国首次参加了第 20 届世界乒乓球比赛。

1959 年,我国男子乒乓球运动员容国团第一次夺得世界乒乓球锦标赛男子单打冠军。从此以后我国的乒乓球运动在世界崛起,在国际大赛上取得不少好成绩。

20 世纪 70 年代,中美两国开展了著名的"乒乓外交",运动员的互访打开了两国人民友好往来的大门,同时技术水平得到快速的发展,也使得中国的乒乓球水平一直处于世界领先地位。自容国团赢得第一个世界冠军至今,中国乒乓球队在世界三大赛中共夺得 100 多个世界冠军,并囊括了 4 次世锦赛、2 次奥运会的全部金牌。我国著名的乒乓球运动员有容国团、庄则栋、徐寅生、李富荣、邓亚萍、王涛、刘国梁、王楠、张怡宁等,许多国外运动员到中国参加乒乓球联赛以提高竞技水平。除此以外,中国的乒乓球群众基础扎实,目前我国经常打乒乓球的人口约 1 000 多万人。

目前,国际和国内重大的乒乓球赛事主要有世界乒乓球锦标赛、世界杯乒乓球赛、奥运会乒乓球赛、世界明星巡回赛和全运会乒乓球赛。

📖 知识拓展

世界乒乓球锦标赛奖杯

男子团体冠军杯——斯韦思林杯(由斯韦思林夫人捐赠)

女子团体冠军杯——马塞尔·考比伦杯(由原法国乒协主席马塞尔·考比伦捐赠)

男子单打冠军杯——圣勃莱德杯(由原英格兰乒协主席伍德科先生捐赠,以伦敦圣勃莱德乒乓球俱乐部名称命名)

女子单打冠军杯——吉·盖斯特杯(由匈牙利乒协主席吉·盖斯特先生捐赠)

男子双打冠军杯——伊朗杯(由伊朗国王捐赠)

女子双打冠军杯——波普杯(由前国际乒联名誉秘书波普先生捐赠)

男女混合双打冠军杯——兹·赫杜塞克杯（由原捷克斯洛伐克乒协秘书兹·赫杜塞克先生捐赠）

世乒赛的所有奖杯都是流动性的，获奖者只在奖杯上刻上自己的名字。各项冠军获得者可保持奖杯到下一届世乒赛开赛前，然后交给世乒赛，由选手再次争夺。唯有男女单打冠军，若连续3次获得"圣勃莱德杯"或蝉联4次"吉·盖斯特杯"，由国际乒联制作一个小于原奖杯一半的复制品，由获得者永远保存。

乒乓球是以智能为主，智能、技能和体能三者兼容的隔网对抗运动项目。它具有速度快、变化多、技巧性强、趣味性高、设备较简单、不受年龄性别和身体条件限制、运动量可调节等特点。经常从事乒乓球运动可提高视觉的敏锐性和神经系统的灵活性，改善人的心血管和脑血管机能，提高控制情绪的能力，培养机智果断、顽强拼搏和勇于进取的优秀品质与作风，还能起到积极的心理调节作用，提高人的社会适应能力。

二、乒乓球基本技术

乒乓球基本技术种类繁多，下面主要向大家介绍握拍、基本移动步法、发球、推挡、攻球和搓球。

（一）握拍

1．直拍握法

大拇指第一指节和食指第二指节位于拍柄两侧并握于拍前，其余三指自然弯曲顶在拍后中间（见图5-29和图5-30）。此种握拍法可打出大力的正手直线球和斜线球，拍面变化不大，但反手相对缺乏攻击力。

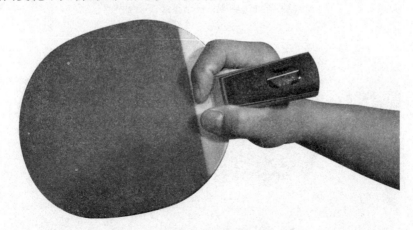

图5-29 乒乓球直拍握法正面图

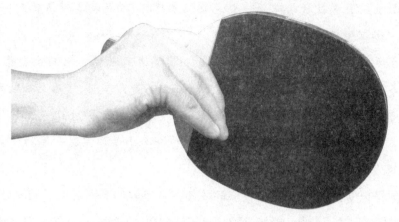

图 5-30 乒乓球直拍握法反面图

2. 横拍握法

中指、无名指和小指握住拍柄，大拇指自然伸开放于拍面，食指斜顶于拍面的另一面（见图5—31和图5—32）。此种握拍法正反手攻球力量大，攻削球时握法变化小，但正反手交替击球时，需变换击球拍面，攻斜、直线时调节拍形幅度大，易被对方识破。

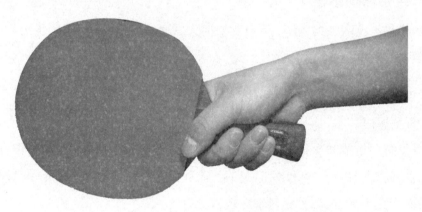

图 5-31 乒乓球横拍握法正面图

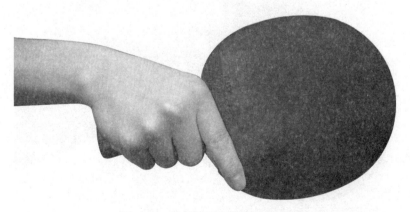

图 5-32 乒乓球横拍握法反面图

3．握拍注意事项

无论采用哪种握拍法，握拍应松紧适度，否则将影响击球时的发力动作和击球的准确性。对初学者而言，最好选定一种握拍法进行学习，以免影响打法类型和风格的形成。

（二）基本移动步法

球类运动中基本移动步法是十分重要的，乒乓球亦不例外。下面主要介绍单步、跨步、并步和交叉步。

1．单步

以一只脚为轴，另一只脚向前、后、左、右不同方向移动，身体重心随之落在移动脚上。

2．跨步

一脚蹬地，另一脚向移动方向跨一大步，蹬地脚随后跟上半步或一小步，身体重心即移到跨步脚上。

3．并步

一脚先向另一脚并半步或一小步，另一脚在并步脚落地后随即向来球方向移动一步。

4．交叉步

以靠近来球方向的脚为支撑脚，该脚的脚尖高速指向移动方向，远离来球方向的脚在体前交叉，向来球方向跨出一大步，身体随之向来球方向转动，支撑脚跟着向来球方向再迈一步，此为前交叉步；后交叉步在体后完成交叉动作。

5．基本移动步法常用练习方法

（1）听口令或看信号，原地做基本步法移动练习。

（2）站于乒乓球台前进行左右移动练习。

（3）结合握拍法进行组合练习。

❧ 知识拓展

打乒乓球的四个基本要素

乒乓球技术的四个基本要素是力量、速度、旋转和落点。

（1）力量。力量作用于球，通过球的前进速度和旋转强度表现出来。如果要在进攻当中猛力扣杀，使对方接不好，就必须打得有力量。为加强旋转的强度，无论是制造上旋球还是下旋球，一定要用力摩擦球。

（2）速度。为了尽量减少对方的准备时间，必须抓紧时间，争取在最短时间内把球回击到对方的台面上，使对方措手不及。

（3）旋转。为增加对方还击难度，制造各种旋转球，迫使对方回球失误后出"机会"球。

（4）落点。乒乓球不大，要使打过去的球更具威力，必须要调动对方前、后、左、右的移动或奔跑，须讲究乒乓球的落点。

（三）发球

乒乓球发球变化多端，且有正手发球与反手发球、旋转与不旋转之分。根据初学者的学习基础，下面主要介绍正手位发逆向侧上下旋球和反手位发右侧上下旋球。

1. 正手位发逆向侧上下旋球

以右手持拍为例，站于左半台，左脚在前右脚在后，身体侧向球台，重心稍低；左手将球抛起，拍先略向后引，当球下降至接近网高时再向前上方挥动，腿和腰腹用力带动手臂，球拍前挥时，肘关节向外提起，前臂和手腕内收；球拍横向挥动摩擦球的外侧中部，发出的球为侧上旋，向侧下方挥动中摩擦球的外侧中下部，发出的球为侧下旋；击球后球拍顺势挥动并还原（见图5—33，以直拍握法发球为例）。

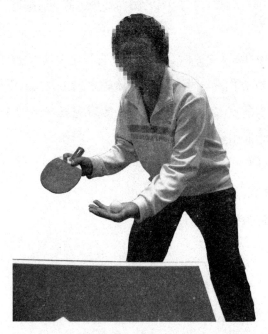

图5-33　正手位发逆向侧上下旋球动作

2. 反手位发右侧上下旋球

以右手持拍为例，站于左半台，右脚稍前或平站，身体略向左偏斜，左手掌心托球置于身体左前方，随即左手抛球，右手手腕稍内旋，使拍面几乎垂直，向左后方引拍，腰部略向左转动；当球下降至接近网高时，右手前臂加速从左后方向右方挥动，直握拍手腕伸,横握拍手腕内收,腰部配合向右转动;击球中部向右上方摩擦将发出右侧上旋球,击球中部向右侧下方用力摩擦侧面则会发出右侧下旋球;球击出后手臂继续向右上方随势挥动并迅速还原(见图5-34,以横拍握法发球为例)。

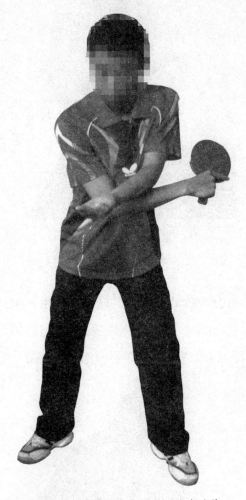

图5-34 反手位发右侧上下旋球动作

3．发球常用练习方法

(1)原地徒手模仿发球动作,熟练后与抛球结合进行练习。

(2)正反手位发固定落点球。

(3)两人一组,一人发球,一人接发球,交替进行练习。

（四）推挡

食指压拍,中指第三关节夹住拍子,拇指放松,引拍至腹前,肘关节贴在身体内侧,由后向前向上推,略加一点点手腕力(见图5-35,以直拍推挡为例)。

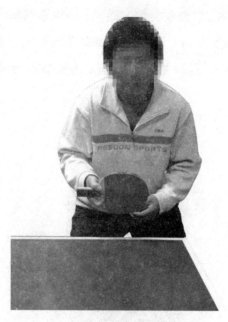

图 5-35　直拍推挡

（五）攻球

下面介绍横拍正手近台攻球动作要领。以右手持拍为例,胳膊拉开,前臂稍稍弯曲与上臂成 45°,身体重心朝前下方,右肩略低,双腿与肩同宽,左脚略在前,右腿蹬地,通过转腰将小臂收至眉心,击球后随即还原成准备姿势(见图 5—36)。

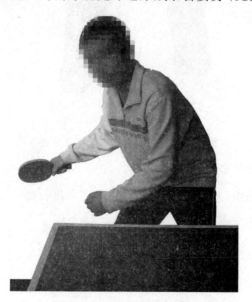

图 5-36　横拍正手近台攻球

（六）搓球

搓球以右手持拍为例,近台站位,右脚稍前,持拍手臂自然弯曲,击球时用前臂和手腕向前下方用力,拍面后仰,在球的下降期击球中下部(见图5—37)。

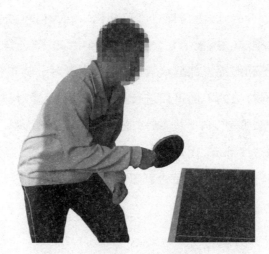

图 5-37 横拍搓球

（七）推挡、攻球和搓球常用练习方法

（1）原地徒手模仿动作,掌握技术要领。

（2）自己抛球,将球推挡或攻或搓过球网。

（3）两人一组,一人发球,另一人做推挡、攻球或搓球练习;熟练后二人连续进行推挡、攻球或搓球练习。

（4）由教练或同伴连续喂球,练习者连续进行推挡、攻球或搓球练习,熟练后可进行固定落点的练习。

（5）与发球组合进行练习,以提高实战应用能力。

三、乒乓球主要竞赛规则

（一）场地和器材

正式场地为可容纳4张或8张球台(视竞赛方法而定)的长16 m、宽8 m的长方形区域。所有球台的照度为1 500～2 500 lx,比赛区域其他地方的照度不得低于比赛台面照度的1/2,光源距地面不得少于5 m,应避免耀眼光源和未遮蔽的窗户的自然光。

地面为木制或经国际乒联批准的品牌和种类的可移动塑胶地板。地板具有弹性且无其他体育项目的标线和标识,颜色不能太浅或反光强烈,亦不得过量使用油或蜡,以免打滑。

馆内温度为 20～25 ℃,空气流速在 0.2～0.3 m/s。

球台长 2.74 m、宽 1.525 m、高 76 cm,颜色为墨绿色或蓝色。球网高 15.25 cm,台外突出部分长 15.25 cm,颜色与球台颜色相同。球为白色或橙色且无光泽,直径 40 mm、重量 2.7 g 的硬球。挡板高 0.75 m、宽 1.4～2 m,颜色与球台颜色相同。

球拍由底板、胶皮和海绵三部分组成,其中胶皮又可分为正胶、反胶、生胶、长胶和防弧胶皮几种,根据打法的不同可以进行选择。正式比赛对球拍大小、形状和重量无限制,但底板应平整、坚硬,占厚度 85% 的部位应为天然木料。胶皮为颗粒向外的连同黏合剂厚度不超过 2 mm,用边颗粒向内或向外的"海绵胶"覆盖的连同黏合剂厚度不超过 4 mm。球拍两面不论是否有覆盖物,必须无光泽且一面为鲜红色,另一面为黑色。

（二）赛制及计分方法

比赛采用每球得分制,先得 11 分的一方为胜方,若比分为 10∶10,则一方须净胜 2 分才可结束本局比赛。单项比赛采用七局四胜制,团体赛中的单项比赛采用五局三胜制。

（三）比赛规则及说明

1. 次序和方位

（1）在获得 2 分后,接发球方变为发球方,依此类推,直到该局比赛结束,或直至双方比分为 10 平,或采用轮换发球法时,发球和接发球次序不变,但每人只轮发 1 分球。

（2）在双打中,每次换发球时,前面的接发球员应成为发球员,前面的发球员的同伴应成为接发球员。

（3）在一局比赛中首先发球的一方,在该场比赛的下一局中应首先接发球;在双打比赛的决胜局中,当一方先得 5 分后,接发球一方必须交换接发球次序。

（4）一局中,在某一方位比赛的一方,在该场比赛的下一局应换到另一方位。在决胜局中,一方先得 5 分时,双方应交换方位。

2. 发球和击球

发球时,发球员须用手将球几乎垂直地抛起,不得使球旋转,抛球高度不得低于 16 cm,直至被击出前球不能碰到任何物体。

当球从抛起的最高点下降时,发球员方可击球,使球首先触及本方台区,然后越过或绕过球网装置,再触及接发球员的台区。双打中,球应先后触及发球员和接发球员的右半区。

从发球开始,到球被击出,球要始终在台面以上和发球员的端线以外,而且不能被发球员或其双打同伴的身体或衣服的任何部分挡住。

在运动员发球时,球与球拍接触的一瞬间,球与网柱连线所形成的虚拟三角形之内和一定高度的上方不能有任何遮挡物,并且其中一名裁判员要能看清运动员的击球点。

对方发球或还击后,本方运动员必须击球,使球直接越过或绕过球网装置,或触及球网装置后,再触及对方台区。

3. 失分

出现以下所列情况时则判失分。

(1)未能合法发球。

(2)未能合法还击。

(3)击球后,该球没有触及对方台区而越过对方端线。

(4)阻挡。

(5)连击。

(6)用不符合条款规则的拍面击球。

(7)运动员或运动员穿戴的任何物件使球台移动。

(8)运动员或运动员穿戴的任何物件触及球网装置。

(9)不执拍手触及比赛台面。

(10)双打运动员击球次序错误。

(11)执行轮换发球法时,发球一方被接发球一方或其双打同伴,包括接发球一击,完成了13次合法还击。

(四)休息时间

(1)在局与局之间,有不超过1 min的休息。

(2)在一场比赛中,双方各有一次不超过1 min的暂停时间。

(3)每局比赛中,每得6分球后,或决胜局交换方位时,有短暂的时间擦汗。

实地训练

乒乓球发球

【目标】通过实训掌握乒乓球发球技术,提高反应能力。

【内容】正手位发奔球、发短球、正手高抛发球、正手位发左侧上(下)

旋球。

【场地】乒乓球台或乒乓球室。

【器材】乒乓球拍、乒乓球若干。

【方法与步骤】

1. 正手位发奔球。抛球不宜太高，提高击球瞬间的挥拍速度，第一落点要靠近本方台面的端线，击球点与网同高或稍低于网。

2. 发短球。抛球不宜太高，击球时，手腕的力量大于前臂的力量，发球的第一落点在球台中区，不要离网太近，发球动作尽可能与发长球相似，使对方不易判断。

3. 正手高抛发球。抛球勿离台及身体太远，击球点与网同高或比网稍低，在近腰的中右处（15 cm）为好，尽量加大向内摆动的幅度和弧线，发左侧上、下旋球与低抛发球时，触球后，附加一个向右前方的回收动作，可扰乱对方的判断。

4. 正手位发左侧上（下）旋球。发球时要收腹，击球点不可远离身体，尽量加大由右向左挥动的幅度和弧线，以增强侧旋强度。发左侧上旋球时，击球瞬间手腕快速内收，球拍从球的正中向左上方摩擦；发左侧下旋球时，拍面稍后仰，球拍从球的中下部向左下方摩擦。

第五节 羽毛球

一、羽毛球简介

羽毛球（badminton）是两人或四人用长柄轻球拍把带羽毛的球打过横跨球场中线挂的球网的运动。现代羽毛球运动诞生于英国，19 世纪六七十年代在英国的伯明顿镇风行开来，并很快流行起来，因此"伯明顿"即成为英文羽毛球的名字。

知识拓展

1877 年，第一本《羽毛球比赛规则》在英国出版。

1893 年，英国成立了世界上最早的羽毛球协会。

1896 年，国际羽毛球联合会成立。

1988 年，第 24 届汉城奥运会上，羽毛球被列为表演项目；第 25 届巴塞罗那奥运会上被列为正式比赛项目。

中国运动员在此项目上颇有实力，连续多次获得世界羽毛球比赛个人和团体冠军。

目前，国际重大的羽毛球比赛主要有汤姆斯杯赛（世界男子团体羽毛球锦标赛）、尤伯杯赛（世界女子团体羽毛球锦标赛）、苏迪曼杯赛（世界羽毛球混合团体赛）、世界羽毛球锦标赛、世界杯羽毛球赛和全英羽毛球锦标赛。

📖 知识拓展

我国羽毛球运动的技术风格

我国羽毛球运动的技术风格是"快速、凶狠、准确、灵活"。对技术的要求是快字当头，基本技术全面、熟练，特长突出，进攻点多，封网积极，杀劈凶狠，防守习稳，以攻为主，能攻善守，达到全面结合，正确运用。

快：意识上强调判断、反应快；步法上要求起动、移动、制动、回动快；手法上要求出手动作快，击球点高而前；战术上力争突击进攻快，防守反攻快，战术变化快。

狠：进攻点多、凶狠凌厉，落点刁钻，抓住有利时机突击，连续进攻或一拍结束战斗。

准：落点准，战机抓得准，在快速多变中准确掌握技术并运用自如，有多拍控制能力。

活：握拍活，站位活，步法活，战术变化机动灵活。

二、羽毛球基本技术

羽毛球基本技术主要包括步法和手法。步法主要指基本步法和前、后、左、右移动的综合步法。手法则包括握拍法、发球法、接发球法和击球法。下文所介绍的技术要点均以右手持拍为例。

（一）握拍法

1. 正手握拍法

右手持球拍柄，使拍面与地面基本垂直。张开右手，虎口正对拍柄窄面的小棱边，拇指与食指贴于拍柄的两个宽面，食指与中指稍分开，中指、无名指和小指并拢握住拍柄，握拍位置一般以球拍柄端靠近手掌的小鱼际为宜（见图5—38）。注意击球前握拍放松，击球的一刹那握紧球拍。

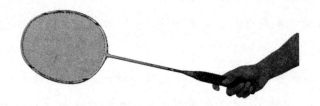

图5-38　正手握拍法

2．反手握拍法

在正手握拍基础上，将拍柄稍向外旋，拇指稍向上提，拇指内侧顶贴于拍柄第一斜棱旁的宽面上，或将拇指放于第一、二斜棱间的小窄面上，掌心留有空隙，食指稍向下靠，其余三指放松（见图5-39）。击球前，手腕放松，击球瞬间手再握紧拍子。

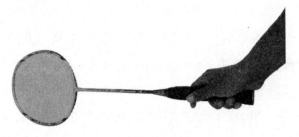

图5-39　反手握拍法

3．握拍常用练习方法

持拍进行正拍和反拍握法练习，熟练后连续进行正、反拍的换握练习，使动作正确娴熟。

4．握拍易犯错误及纠正方法

（1）五指并拢用劲抓的"拳握法"，手臂肌肉僵硬；虎口对着拍面的"苍蝇握拍法"，屈腕困难。

纠正方法：持拍握拍时检查虎口的位置和手掌的松紧度，熟练后眼不看球拍进行握拍练习。

（2）反手击球时，未转换成反手握拍法，影响反手击球的发力和控球灵活性。

纠正方法：反复进行正、反握拍法转换练习，或听教师和同伴口令进行握法转换。

🍱 **知识拓展**

三招让羽毛球更耐打

（1）用70 ℃左右的温水浸泡羽毛部分10～20 min（不能浸到羽毛捆扎线），然后自然风干。

（2）把待打的羽毛球放在浴室里，用洗澡时产生的水蒸气润湿羽毛。

（3）在使用羽毛球的前一晚，将羽毛球拿到水龙头下冲羽毛部分，轻轻甩下之后马上将球放入球筒内，合上盖子密封好，第二天羽毛球会变得比较湿润，打起来很顺手。

（二）发球法

与排球、乒乓球相似，发球亦是羽毛球各项击球技术中不受对方击球限制，完全凭发球者主观意愿击球的技术。高质量的发球，可使对手陷于被动，为得分创造条件，甚至直接得分；低质量的发球，则可能使自己陷于被动。发球可采用正手或反手，通常单打多采用正手发球，双打和混合双打中则常用反手发球。

1. 正手发球

正手可发高远球、平高球、平射球和网前球，下面主要向大家介绍正手发高远球和网前球。

单打时，一般站在发球区内离前发球线 1 m 左右的中线附近，有利于迎击对方击来的各个方向的球，双打时则可站前一点。左脚在前，脚尖正对网，右脚在后，脚尖斜向右侧方，两脚开立与肩同宽，上体自然伸直，重心落于右脚，左肩斜对球网。右手握拍向右后侧举起，肘部微屈，左手拇指、食指和中指夹住球，球位于腹部右前方，放开球后右手挥拍击球。击球时，身体重心由右脚移至左脚。

（1）发高远球。手放开球使球下落时，右手转拍由上臂带动前臂，自右后方沿身体向前左上方挥动；触球瞬间，紧握球拍，并利用手腕屈收的力量向前上方发力击球，接着顺势向左上方挥动缓冲（见图 5—40）。

（2）发网前球。击球时，握拍放松，上臂动作小，主要靠前臂带动手腕向前切送，用力较轻（见图 5—41）。注意手腕不能有上挑动作，发出的球应贴网而过，落点在前发球线附近。

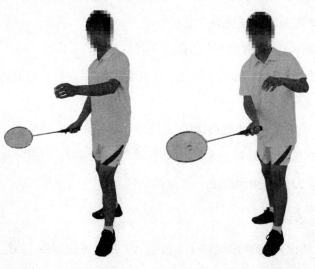

图 5-40　正手发高远球　　　图 5-41　正手发网前球

2．反手发球

站于前发球线后 10～50 cm 且靠近发球区中线。面向球网,两脚前后站立,任一脚均可在前;上体稍前倾,重心落于前脚;右手手臂弯曲,用反手握拍将球拍横举于腰间,拍面位于身体左侧腰下。左手拇指与食指捏住球的两三根羽毛,球托向下,球对准拍面;击球时,前臂带动手腕朝前横切推送,使球的飞行弧线略高于网顶,下落至对方前发球线附近(见图 5－42)。

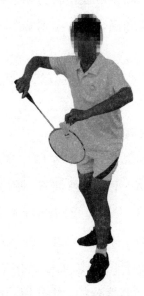

图 5-42　反手发网前球

3．发球常用练习方法

原地持拍模仿发球动作;熟练后持球进行发球练习,逐渐过渡至练习不同发球法和发不同落点的球。

4．发球易犯错误与纠正方法

(1)挥拍路线不正确,放球与挥拍配合不好。

纠正方法:多练习徒手挥拍,由他人帮忙纠正错误动作;多进行放球和挥拍击球的配合练习。

(2)挥拍时,手臂僵直,无转体动作或转体不够,前臂带动手腕动作不协调。

纠正方法:多练习前臂带动手腕的鞭打动作,熟练后持拍进行徒手模仿练习,再过渡至持球练习,力量由小至大。

(三)接发球法

单打接发球站位离前发球线约 1.5 m 处,在右发球区时站位靠近中线,左发球区则在中线稍偏边线的位置。双打接球时站位可靠近前发球线。准备接球时,左脚在前,右脚在后,侧身对网,重心落于前脚,后脚脚跟稍抬起,双膝微屈中,收腹含胸,持拍于右身前,两眼注视对方,随时准备迎击来球。当球过网后,可根据具体情况采用各种击球法回击来球,但是,不管采用哪种击球法,均应抢在球位于网上最高点时,主动进攻。

🛡 知识拓展

米字形落点

羽毛球场 4 个角落有 4 个点,中路前后 2 个点,边路中场 2 个点,加上场地中心 1 个点,共有 9 个点,穿过中心点可连成"米"字,这 9 个点即为米字形落点。

（四）击球法

羽毛球的击球方法众多,下面主要向大家介绍正手击高远球、正手击吊球、正手杀球、搓球、放网前球、推球和挑球。

1. 正手击高远球

使用基本步法调整好身体与来球间的位置,击球点位于右肩稍前的最上方,两脚开立与肩同宽,左脚在前,右脚在后,重心落于右脚,侧对球网;右手正手握拍屈肘举于体侧,上臂和前臂间夹角约为 45°,左手自然上举,保持平衡,双眼注视来球;当球下落至一定高度时,肘关节上抬,手臂后倒引拍,以肩为轴做回环动作,同时右脚蹬地,身体左转,前臂充分向后下方摆动并外旋,手腕伸展;击球时前臂急速内旋带动手腕加速向前上方挥动,手腕屈,收手指屈指发力,用正拍面将球击出;击球点位于右肩前上方,高度约为持拍手臂自然伸直击球为宜;击球后右手随惯性继续向左前下方挥动,然后顺势收回至体前,还原至击球前的准备姿势(见图 5—43)。

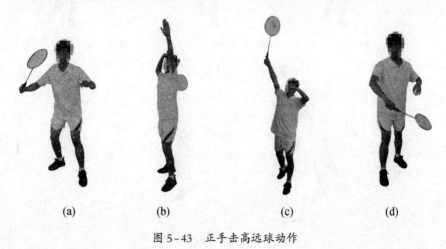

(a)　　　　　(b)　　　　　(c)　　　　　(d)

图 5-43　正手击高远球动作

2. 正手击吊球

准备姿势、引拍动作及击球后的动作与正手击高远球基本相同。击球点位于右肩前上方，较击高远球稍前一点。主要靠手腕和手指控制力量，击球时手腕由伸腕到屈收，手指捻动发力，以手指转动使球拍形成一定的外旋，用斜拍面切击球托后部和侧后部。若吊斜线球，则球拍切击球托右侧并向左下方发力；吊直线球时则拍面正对前方向下方切击。

3. 正手杀球

杀球时击球力量最大、速度最快，是比赛中最常见的得分手段。

后场正手杀球的准备姿势、引拍动作和击球后的动作与正手击高远球相同。击球点位于右肩前上方较击高远球和吊球稍前一点的位置，引拍动作较后场击高远球大一些，充分利用下肢、腰腹和上肢的力量。击球前身体后仰几乎呈"弓"形，在击球瞬间将全身的力量通过手腕由伸到屈的快速闪动，用正拍面向前下方发力压击球。用正拍面向正前下方击球杀出直线球，向斜前下方击球则杀出斜线球。

4. 搓球

不管采用正拍还是反拍搓球，均在伸拍时前臂外旋或内旋做半弧形引拍动作；击球时手腕由展至收发力，由右至左或由左至右以斜拍面切击球托的右后侧或左后侧部，使球翻滚旋转过网；击球后手腕伴有一定的制动动作；右脚掌触地后立即蹬地向中心位置回动，同时击球手臂收回，还原成准备姿势，随时回击下一个来球（见图5—44和图5—45）。

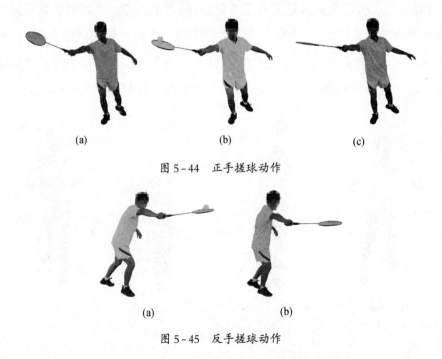

(a)　　　　　　　(b)　　　　　　　(c)

图5-44　正手搓球动作

(a)　　　　　　　(b)

图5-45　反手搓球动作

5．放网前球

放网前球有正手和反手两种击球姿势。

正、反拍放网前球其击球前的准备动作、引拍动作和击球后的动作均与正、反拍搓球相同。正拍放网前球击球时握拍手放松，拍面相对球托而言几乎呈仰平面并置于球托下，用手指力量轻轻向上"抬击"球托底部，使其越网而过，贴网下落。反拍放网前球击球时主要靠拇指和食指力量，轻轻向前上方抖动，手腕发力切击球托底部（见图5—46和图5—47）。

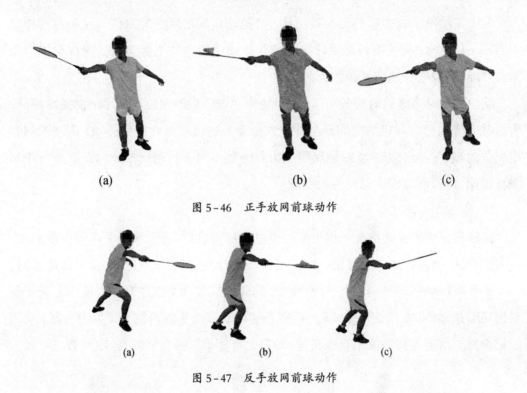

图 5-46 正手放网前球动作

图 5-47 反手放网前球动作

6．推球

利用推球技术可将对方击来的网前球击至对方后场两底角。推球也有正拍和反拍两种击球方法（见图5—48和图5—49），线路则有直线和斜线两种。

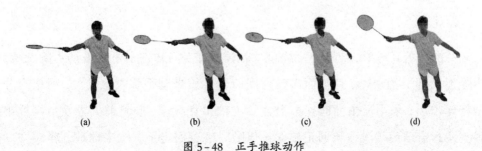

图 5-48 正手推球动作

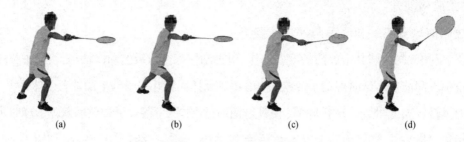

图 5-49　反手推球动作

采用正拍推击时击球前的准备动作、引拍动作和击球后的回位与正手网前搓球相同；以肘为轴，前臂由外旋回转至内旋并带动手腕由伸至展向前快速挥动发力击球，击球瞬间应充分发挥食指的力量。

反拍推击时击球前的准备动作、引拍动作和击球后的回位与反手网前搓球相同；击球时上臂从稍有一定的内旋回至外旋并带动手腕由展至收向前挥动，击球瞬间拇指充分前顶，其余三指握紧拍柄屈指发力将球推击出去。用反拍面向正直方向击球为直线球，向斜前方向击球则为斜线球。

7. 挑球

挑球是在处于被动情况下运用的一种过渡球，其也有正手和反手两种击球方法。

正、反手挑后场高球的握拍、准备动作及击球的还原动作均与正、反手搓球相同。

正手挑后场高球时，以肩、肘为轴心，前臂外旋带动手腕在身体右前下方做半弧形回环引拍动作，在拍面击球瞬间，前臂迅速内旋带动手腕向前上方发力击球；采用正拍面向正前上方挥动挑出直线高球，向斜上方挥动则挑出斜线高球（见图5—50）。

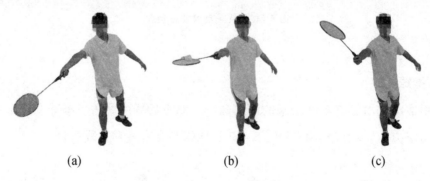

图 5-50　正手挑球动作

反手挑后场高球时，以肩、肘为轴心，前臂内旋在身体左前下方带动手腕展腕，并做半弧形回环引拍动作，在拍面击球瞬间前臂外旋带动手腕收腕发力，拇指充分顶拍柄将球击出；采用反拍面向正前上方发力挑出直线球，向斜前上方发力则挑出斜线球。注意击球后须迅速转回正拍握拍以随时准备回击下一个来球（见图5—51）。

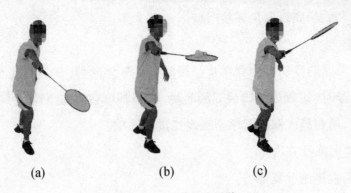

(a)　　　　　　(b)　　　　(c)

图 5-51　反手挑球动作

8．击球常用练习方法

（1）原地徒手模仿各击球法完整动作，形成正确的动作概念。

（2）原地击固定球，以便掌握好正确的击球点。

（3）教师、教练或同伴喂多球，练习者做原地的各种击球法练习，熟练后与步法结合练习移动中的击球。

（4）两人一组进行对击练习，以练习各种击球法，熟练后一人击不同落点的球，另一人灵活采用各种击球法并配合步法将球回击给同伴，提高技术的实战运用能力。

（五）步法

步法是手法效果有效发挥的基础，步法和手法相辅相成、缺一不可。对初学者而言，应基本掌握垫步、交叉步、并步、蹬转步、蹬跨步和腾跳步。

1．垫步

当一只脚向前（后）迈出一步后，另一只脚跟进，紧接着以同一脚向同一方向再迈一步即为垫步。

2．交叉步

左右脚交替向前、向侧或向后移动为交叉步。经另一脚前面超越的为前交叉步，后面超越的为后交叉步。交叉步多用于后退打后场球。

3．并步

右脚向前（向后）移动一步时，左脚即刻向右脚跟并一步，紧接着右脚向前（向后）移动一步。

4．蹬转步

以一只脚为轴，另一只脚向后或向前蹬转。

5．蹬跨步

在移动的最后一步，左脚用力向后蹬的同时，右脚向来球方向跨出一大步。它多用于上网击球和后场底线两角移动抽球。

6. 腾跳步

起跳腾空击球的步法即为腾跳步。腾跳步可分为两种，一种是上网扑球或向两侧移动突击杀球时，以领先的脚或双脚起跳，进行扑球或突击杀球；另一种则是对方击来高远球时，用右脚或双脚起跳至最高点进行杀球。

7. 步法常用练习方法

（1）单个基本步法反复练习。

（2）步法练习线路：中心位置—右网前—回中心位置—左网前—中心位置。熟练后可持拍模仿搓、挑等网前手法。

（3）步法练习线路：中心位置—左后场—回中心位置—右后场—中心位置。熟练后可持拍模仿高远球、平高球、吊球等后场手法。

（4）全场步法练习线路，熟练后结合手法进行练习。

（5）教练或同伴喂不同落点的球，练习者须采用正确步法和手法回击来球。

注意：在步法练习中，每次移动击球（持拍模仿或用拍回击球）后须回到中心位置，以便于下一次的击球。

三、羽毛球常识与主要竞赛规则

（一）羽毛球场地及器材

羽毛球场地呈长方形，长 13.40 m，单打场地宽 5.18 m，双打场地宽 6.10 m。球场外面两条边线为双打场地边线，靠里的两条边线为单打场地边线。靠近球网 1.98 m与网平行的两条线为前发球线，离端线 0.76 m 与端线相平行的两条线为双打后发球线。前发球线中点与端线中点连起的线为中线。球网中央高 1.524 m，双打边线处网高 1.55 m。

羽毛球重 4.74~5.50 g，由 16 根羽毛插在半球形的软木托上制成。球托直径 25~28 mm，底部呈圆形。羽毛顶端亦围成圆形，直径 58~68 mm，羽毛用线或其他适宜材料扎牢。

羽毛球拍用木料、铝合金或碳素纤维等材料制作而成。拍子总长不超过 680 mm，宽不超过 230 mm，拍弦面应是平的，长不超过 280 mm，宽不超过 220 mm。

（二）主要竞赛规则

1. 比赛项目

羽毛球比赛分为男、女单打，男、女双打和混合双打五个单项比赛，还有由单、双打组成的男、女团体比赛及混合团体比赛。单项比赛采用三局二胜每球得分制，每局

21 分。男、女团体赛由三场单打和两场双打组成,采用五场三胜制,每场比赛为三局二胜每球得分制,每局 21 分。混合团体赛由男、女单打,男、女双打和混合双打各一场组合而成,赛制同男、女团体赛。

2．计分方法与赛间休息时间

采用每局得分 21 分制,记分方法类同乒乓球。每局双方打至 20 平后,一方领先 2 分即赢得该局比赛胜利;若双方打成 29 平,则一方再领先 1 分即可获得该局胜利。

每局比赛中除特殊情况(如地板较湿、球需更换等)外,一般球员不得提出中断比赛要求,但某一方以 11 分领先时,可进行 1 min 的技术暂停。首局获胜方在接下来的一局率先发球,两局之间的休息时间为 2 min。

3．比赛中注意事项

(1)发球时不得违规延误发球。发球员发球时脚不得踩线、移动或离开地面。

(2)发球击球瞬间,球的任何部位不得高于腰部,拍框应低于发球员手部,违者判发球违例。

(3)发球时球不到前发球线或双打中过了双打后发球线,或发错区均判作"界外球"。球擦网顶落在合法发球区内算作好球。

(4)接球员应站在发球区内,在对方完成发球动作前,不得过早移动。

(5)一人不得连续击球两次,否则判"连击"违例。

(6)比赛中,身体、衣服或球拍不得触及球网或网柱,不得有阻挠或影响对方击球的动作与行为。

(7)球落在场地线外即为出界。球落地时,如球托或羽毛的任何部分压在线上,则属界内球。

🔲 实地训练

羽毛球吊球技术

【目标】通过实训掌握三种羽毛球吊球技术。

【内容】正手吊球、反手吊球、头顶吊球。

【场地】羽毛球场。

【器材】羽毛球拍、羽毛球若干。

【方法与步骤】

1．正手吊球。击球时拍面稍向内倾斜,手腕做快速切削下压动作,击球托的后部和侧后部。若吊斜线球时,则球拍切削球托右侧并向左下方发力;若吊直线球,则拍面正对前方向下方切削。

2. 反手吊球。吊直线球时,用球拍反面削球托的后中部,向对方的右半场网前发力;吊斜线球时,用球拍反面切削球托的左侧,朝对方左半场网前发力。

3. 头顶吊球。头顶吊斜线球时,中指、无名指和小指屈指外拉拍柄,使拍子内旋,拍面前倾,以斜拍面击球托左侧部位;吊直线球时,球拍击球托的正中部。

第六节　网球

一、网球简介

网球作为世界第二大球类运动,目前在全世界特别是欧美地区非常盛行。它最早是 11 世纪时法国僧侣们用来打发无聊时间的一种游戏,后传入宫廷,并于 14 世纪传入英国。

📖 **知识拓展**

网球发展历程

1873 年,英国少校温菲尔德(M.W.Winfield)改进了古式网球的打法,并将场地从室内移至室外,后又制订了网球打法,规定了球场大小和球网高低。

1874 年,网球传入美国并在全美得到普及,同时场地从仅限于草地扩大到可在沙土、水泥地和柏油地等地面上举行比赛。

1875 年,英国网球俱乐部修订了网球比赛规则,并于 1877 年举办了第一届温布尔顿草地网球锦标赛,后来此组织把网球场定为 23.77 m × 8.23 m,球网中央高度为 99 cm,采用古式室内网球 0、15、30、40 的每局计分法。1884 年,英国伦敦玛丽勒本板球俱乐部把球网中央高度定为 0.914 m,至此,现代网球在英国形成。

1896 年,网球成为现代奥运会中最早的比赛项目之一。

1913 年,在法国巴黎成立了国际网球联合会。

20 世纪 70 年代以后取消了职业选手与业余选手的界限,使比赛激烈程度大增,促进了网球运动的发展。

进入 20 世纪 90 年代后,网球发展加速,在世界各大洲流行起来,网球各级赛事奖金的提高亦促进了网球运动的职业化和商业化程度。

我国女子网球运动水平近年来逐渐向世界水平靠近,先后涌现出李婷/孙甜甜、郑洁/晏紫等双打组合,更有李娜、彭帅等优秀女子单打运动员征战于世界各级网球赛事并取得不少好成绩。

目前,国际重大的网球赛事主要有网球四大公开赛——澳大利亚网球公开赛、法国网球公开赛、温布尔顿网球公开赛和美国网球公开赛,大师系列赛,网球大师杯赛,WTA年终总决赛,"戴维斯"杯男子网球团体赛,"联合会"杯女子网球团体赛和奥运会网球赛。自2004年开始在中国北京举行的中国网球公开赛已成为顶级综合网球赛事之一,吸引了不少大牌球星前来参赛。

世界网球组织主要包括国际网球联合会(ITF)、国际男子职业网球联合会(ATP)和国际女子职业网球联合会(WTA)。

二、网球基本技术

网球基本技术主要包括握拍法、基本移动步法、抽击球(正反手)、发球、接发球、截击球(正反手)、高压球、放轻球、挑高球和反弹球。初学者应基本掌握握拍法、基本移动步法、正反手抽击球、发球、接发球和正反手截击球。本节将向大家简要介绍以上谈到的初学者应基本掌握的网球技术。以下各基本技术动作要领的讲解均以右手持拍为例。

(一)握拍法

1. 东方式握拍法

(1)正拍握拍法。左手握住拍颈,使拍面与地面垂直,将拍柄的8个面编号(见图5—52),右手虎口的"V"形顶点对准拍柄的第二个面,五指轻轻握住拍柄即可(见图5—53)。初学者常采用此握拍法,较容易击准球。

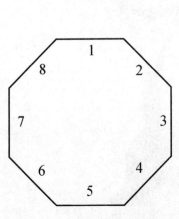　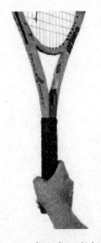

图5-52　网球拍拍柄面编号图　　图5-53　东方式正拍握拍法

（2）反拍握拍法。右手虎口的"V"形顶点对准拍柄的第八个面,五指轻轻握住拍柄即可（见图5—54）。

2．大陆式握拍法

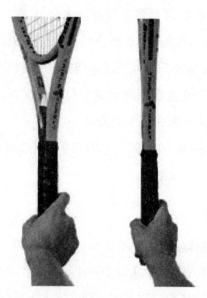

图 5-54　东方式反拍握拍法　图 5-55　大陆式握拍法

右手虎口的"V"形顶点对准拍柄的第一个面,五指轻轻握住拍柄即可（见图5—55）。此种握拍法常用于发球、截击、高压和削球。

3．西方式握拍法

右手虎口的"V"形顶点对准拍柄的第三个面,五指轻轻握住拍柄（见图5—56）。此种握法可打出较强烈的上旋,为很多红土选手所采用,但其无法处理较低的来球。对初学者而言,采用此种握法进行练习容易使手腕受伤,建议最好不采用。

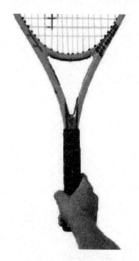

图 5-56　西方式握拍法

4．混合式（半西方式）握拍法

右手虎口的"V"形顶点对准拍柄第二个面和第三个面相交的拍棱上，五指轻轻握住球拍（见图5—57）。目前很多网坛高手在底线多采用此种握法。

5．双手反拍握拍法

右手为东方式反拍握拍法，握于拍柄底部，手掌要与拍柄对齐；左手采用东方式正拍握法握于右手上方（见图5—58）。此握拍法适用于单手力量不足、双手具有良好协调性的选手或初学者，但要求步法精准。女性和初学者常采用此握拍法。

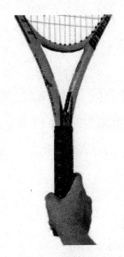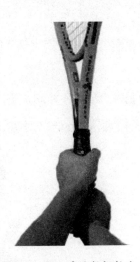

图5-57　混合式握拍法　　图5-58　双手反拍握拍法

注意：握拍时手指像握住手枪，力度像握住一只小鸟一样，只有在击球瞬间才用力握紧球拍。

（二）基本移动步法

1．分腿垫步

对手开始挥拍时，处于准备状态的球员膝盖弯曲，做一个小跳跃（高度不超过5 m），双脚的前脚掌着地（两脚之间距离略宽于肩），保持一个适当的站位，这就是分腿垫步。

2．滑步

向前移动时，蹬出右脚的同时，向前跨出左脚，连续向前即形成前滑步步法；向后移动时，左脚后蹬的同时，向后迈出右脚，连续向后形成后滑步步法。此步法多用于前后移动不太远的正反手击球。

3．交叉步

向右移动时，向右转体，左脚先向右前方跨出，交叉于右脚外侧前方，再跨出右脚；继续跨出左脚于右脚外侧，反复向右交叉移动，就是右交叉步步法。向左移动，方法与向右移动相同,左右脚方向相反,即为左交叉步步法。

4．基本移动步法常用练习方法

(1)听或看信号进行单个基本移动步法练习。

(2)听或看信号进行基本移动步法组合练习。

(3)与其他击球技术组合进行练习。

注意:使用滑步和交叉步迎击来球时应边引拍边上步,充分做好击球前的准备。

(三)正手底线抽击球

1．握拍法

东方式握拍法或混合式(半西方式)握拍法。

2．准备姿势

准备时,面对球网,两脚分开同肩宽,身体前倾,双膝微屈,重心落在前脚掌上,右手握拍,左手轻托拍颈,拍头指向对方,注意力集中,准备迎击来球(见图5-59)。

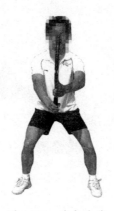

图5-59　准备姿势

3．引拍

左脚向右斜前方45° 迈步,转髋的同时转动肩膀,带动拍子向后引,直接向后拉拍,肘关节弯曲并稍抬起;非持拍手对准来球方向,保持身体平衡,两膝稍弯曲,身体重心在两脚中间,拍头始终高于手腕,眼睛注视来球方向(见图5-60)。

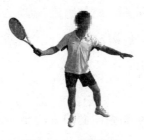

图5-60　正拍引拍

4．击球

手腕领先于拍头，同时屈肘、夹紧腋下，借助转髋转腰的离心力大力摆动身体并挥出球拍，击球瞬间紧握球拍固定手腕，肘关节微屈，拍面与地面垂直。最佳击球点在身体的侧前方腰部以下膝盖以上、轴心脚的侧前方区域、左脚尖的前方（见图5－61）。

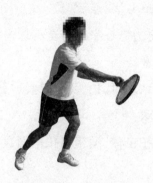

图 5-61　正拍击球

5．随挥动作

击球后，头部不要晃动，球拍随球的方向继续向前挥拍，然后向颈部左边收拍，左手上举扶住拍柄，右肘指向正前方（见图5－62）。

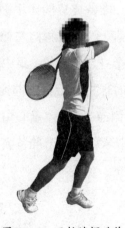

图 5-62　正拍随挥动作

6．还原准备姿势

每击完一次球后，应马上恢复准备姿势以迎击下一次来球。

7．如何击出不同效果的球

（1）平击球。击球时球拍拍面直接撞击球的后部，使球沿着垂直于拍面的方向飞出。

（2）上旋球。击球时球拍由下方向前上方挥出，拍面击球的中部或中部偏右的位置。

（3）下旋球。击球点位于身体侧前方，拍面打开。若对方来球为上旋球，则击球的中部,向前向下推切;来球为下旋球,则击球的中下部,向前并略向上推切。

8. 正手抽击球易犯错误和纠正方法

（1）击球时直腿直腰用拍捞球。

纠正方法:可采用"坐凳击球"的方法,拉拍后引肘迫使自己屈膝好像坐在凳子上一样,然后击球。

（2）不能把球打在拍子的中央"甜点"部位。

纠正方法:集中注意力,努力盯住来球直至将球击出。

（3）后摆过度造成手腕后撤。

纠正方法:记住后摆动作结束时,拍头指向球场后方,但手腕仍保持固定不动。

（4）用手腕扭动的力量击球。

纠正方法:用整个手臂挥拍击球,适当将拍柄握紧些,使手腕仍保持固定。

（5）随挥动作突然停止。

纠正方法:要尽量向前上方随球挥拍,直至拍头向上,肘关节向前,在左眼前方停止。

（四）反手底线抽击球

1. 底线双手反拍抽击球

采用东方式双手反拍握拍法,准备姿势同正手抽击球准备姿势,当判断来球为反手方向时,进行换握拍;转动左脚,同时右脚向左侧前方约45°角跨出,转动双肩,侧身右肩对网,几乎背对球网,全身自然放松,集中注意力,握拍手肘关节弯曲并贴近身体,身体重心在左脚;击球时球拍由后下方向前上方,拍面垂直于地面,击球的中部或中部偏下,击球点在右脚侧前方,身体重心由左脚转向右脚;随挥动作同正手抽击球,球拍挥至右肩部结束;击球后还原至准备姿势（见图5-63至图5-66）。

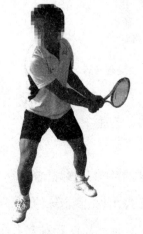 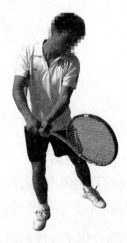

图5-63 准备姿势　　　图5-64 双手反拍引拍

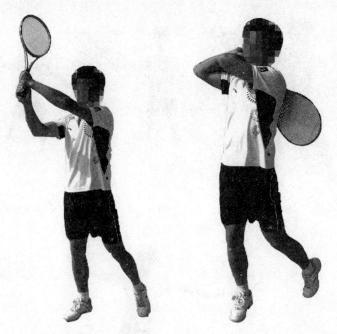

图 5-65　双手反拍击球　　图 5-66　双手反拍击球随挥动作

2．底线双手反拍抽击球易犯错误与纠正方法

（1）向后引拍不够，击球无力。

纠正方法：充分转肩并使左肩后展。

（2）挥拍击球后过早抬头，造成击球不准。

纠正方法：养成击球后保持低头收颌的习惯。

（3）击不出强有力的球，形似挡球。

纠正方法：伸展前臂击球并充分随挥，随挥结束时后足跟要离地。

3．底线单手反拍下旋球

底线单手反拍下旋球俗称"削球"，大多数初学者和中等水平者均可较好地掌握。

准备姿势同正手抽击球，当判断来球为反手球并准备使用削球时，将握拍方法换为大陆式；转动左脚，同时右脚向左侧前方约 45°角跨出，侧身向后上方引拍，拍头约与头部同高，持拍手肘微屈并靠近身体，身体重心在左脚；击球时拍面微开，球拍由后上方向前下方做切削动作，击球点在球的中部或中部偏下，肘关节外展，手臂伸直，手腕固定，身体重心由左脚移至右脚，膝关节微屈；击球后，头部不要晃动，球拍由下稍微向上成弧形挥动到右肩或头部的高度，身体面向球网；还原至准备姿势（见图 5—67 至图 5—69）。

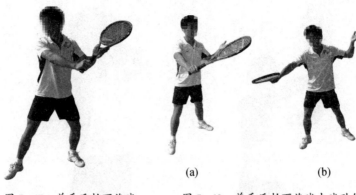

(a) (b)

图 5-67 单手反拍下旋球　　　图 5-68 单手反拍下旋球击球动作

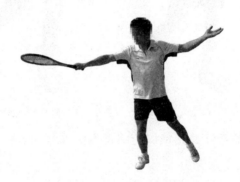

图 5-69 单手反拍下旋球

4．底线单手反拍下旋球易犯错误与纠正方法

（1）手腕松动，"吃"不住球，一碰即飞。

纠正方法：固定手腕，并让球拍将球送出，提高控制球的能力。

（2）拍面仰角过大，击出不过网的软球。

纠正方法：调整握拍法，不要用正手握法去削球。

（3）切削得太"薄"，击球过浅。

纠正方法：增大削球中向前推的成分，并配合跨步，重心跟上。

5．正反手抽击球常用练习方法

（1）原地持拍模仿正手或反手抽击球完整动作。

（2）一人原地放球，另一人引好拍后向前击打落下的球，熟练后喂球者背对球网向球网方向退 1～2 m，击球者仍继续练习。一定次数后两人进行交换。

（3）教师、教练或同伴在单打边线与发球线交界附近用手或球拍连续喂球，练习者进行多球练习，熟练后喂球者可退至单打边线与球网交界处，击球者则击规定落点的球。

（4）两人一组在场上采用正手或反手进行抽击球练习，先练习斜线对击，再练习直线对击。

（五）发球

与排球、乒乓球和羽毛球相同，网球的发球亦是比赛中唯一不受对手影响的技术，也是重要的得分手段之一。

网球发球根据球的旋转不同可分为平击发球、切削发球和上旋发球三种。初学者一般主要掌握平击发球和切削发球。

1. 技术动作要领

采用大陆式或东方式反手握拍，两脚开立与肩同宽，侧身左肩对网站于端线后，前脚与端线约成45°角，两脚脚尖连线的延长线指向发球落点区域，右手持拍，拍头指向前方，左手持球与拍面相触；左手垂直向上抛球，发平击球应将球抛至身体偏右前上方，发切削球抛得再稍右些，发旋转球则抛得稍左些，抛球高度约与自己踮脚向上伸直球拍同高或稍高；同时右手握拍先向下再向后上方摆动至肩高时，转肩抬肘弯臂挂拍，身体右转，全身呈背弓形；击球时右臂迅速向前上方挥动球拍，同时蹬腿、直腰、踮脚尖，身体从屈到伸，并伴随着转体，转肩使重心移到前脚，前臂急速内旋带动手腕加速向前上方挥动，手腕屈，收手指屈指发力，拍面将球击出；击球后，球拍经体前从左膝侧面挥向身后，上体前倾。切削发球时拍面从球的右上角切削而下，平击发球时用几乎垂直于球的拍面击球的后上部，上旋发球时拍面从球的左下角向上擦击并翻越至右上角。

2. 发球常用练习方法

（1）抛球练习。

（2）原地徒手进行发球动作模仿练习，熟练后结合抛球进行模仿练习。

（3）原地持拍结合抛球进行模仿练习。

（4）在发球线后蹲下，左手抛球，右手持拍由下向上挥动，将球发至对方发球区内；熟练后由发球线向后移动2～3 m，最后移至底线，均蹲下进行发球练习。

（5）在发球线后站立向对方发球区内进行发球练习，熟练后向后移动2～3 m，最后退至端线处进行练习。

（6）面对网球墙进行发球练习。

（7）在两个发球区分别设标志点发固定落点的球。

（8）结合接发球进行组合练习，以提高实战运用水平。

（六）接发球

1. 技术动作要领

一般采用偏正手的握拍法，球一旦离开对方的球拍，就应决定是否要转变握拍。

对方发球前,膝盖弯曲,两腿叉开;当对方抛球准备击球时,可以重心升起,两脚快速交替跳动,并判断来球迎前回击;站位一般位于对方能发到内外角的中角线上,接第一发球时站位稍后些,接第二发球时站位略前;击球动作一般介于底线正、反拍击球动作和截击球动作之间。

2. 接发球常用练习方法

接发球常与发球结合进行练习。两人一组,一人发球,一人接发球。发球员发固定落点的球,接发球员回固定线路和落点的球,一定次数后两人交换进行练习。

（七）截击球

截击是在来球落地前被凌空拦击,是网前技术中一种攻击球方法,亦是现代网球比赛中一项重要的得分手段。初学者主要掌握近网截击。

1. 正手近网截击

采用东方式正拍或大陆式握拍法。准备姿势同正手抽击球。当判断来球向正手且准备进行正手截击时,转动上身和肩部,球拍后摆较小,引拍时握拍手的肘关节稍先行,但手腕固定;击球时左脚向来球方向跨出,拍头高于手腕,手腕绷紧在身体前面撞击球,同时拍面稍向上,在向前推碰球的过程中略带一些切削,可以较好地控制球的方向;击球后拍子沿击球方向前进 30 cm 左右以完成随挥动作。

2. 反手近网截击

采用东方式反拍或大陆式握拍法。准备姿势同正手抽击球。判明来球向反手,立即转肩向左,并用左手扶拍,使球拍做一个短短的后引,拍头向上,高于手腕,眼睛看球;击球时右脚上步,球拍向前对准球做简短的撞击动作,手腕绷紧,手臂伸直,在体前 15 ~ 30 cm 处击球。左手自然伸向后方,保持身体平衡,球拍接触后沿击球方向送出 30 cm 左右,并及时恢复至准备姿势。

3. 截击球常用练习方法

（1）徒手做模仿挥拍练习,熟练后做持拍模仿练习,最后结合步法做挥拍练习。

（2）采用喂多球形式进行单个动作的截击练习。

（3）二人一组,在网前近网采用截击技术进行对拦凌空球的练习。

（4）采用喂多球形式,向网前近网处练习者喂凌空球,练习者将球击至底线处,先单线定点,熟练后可加大难度进行左右移动截击或不定点截击。

（5）一人站于网前近网处封网,底线一人或两人破网,提高截击难度。

4. 截击易犯错误与纠正方法

（1）向后引拍幅度过大。

纠正方法：背靠墙或挡网反复练习截击球技术的模仿动作及击球练习。

（2）击球无力。

纠正方法：进行转肩、上步动作练习；将球吊在离身体适当的位置，反复练习撞击球动作。

（3）网前站立腿过直。

纠正方法：练习者膝关节弯曲，练习左右、前后移动；网前站立，提踵，双脚不停地移动。

三、网球常识与主要竞赛规则

（一）网球场地和器材

1. 标准网球场地

网球场地可分为室外和室内，且有各种不同的球场表面，根据球场表面不同网球场地基本可分为草地、红土和硬地，另还有软式球场。网球场地尺寸如图5—70所示。

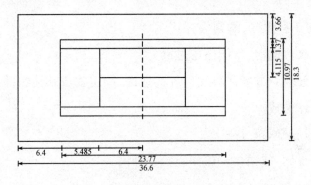

图5-70 场地示意图（单位：m）

2. 球拍的选择

选购球拍应根据自己的实际情况。重量上，一般年轻人适用320～330 g，中老年人适用300～320 g，女性适用280～300 g。握把尺寸上，一般男性球员适用4 3/8 in（1 in = 2.54 cm），若能力允许，也可用大一点的4 1/2 in；女性适用4 1/4～4 3/8 in。拍面大小上，一般女性、初学者和年纪大者选择大拍面，中上级水平者选择中小拍面。所穿拍弦重量一般在55～60磅（24.9～27.2 kg），初学者亦可降低几磅。

国际网联规定比赛用拍拍框总长度不得超过27 in（73.66 cm），拍框的总宽度不能超过12.5 in（31.75 cm），穿弦平面的总长度不能超过15.5 in（39.37 cm），总宽度不能超过11.5 in（29.21 cm）。

3. 球

场上用球外部需要由纺织材料统一包裹，颜色为白色或黄色，接缝处无缝线痕迹。重量介于 2 盎司（56.7 g）和 216 盎司（58.5 g）之间。

（二）主要竞赛规则

1. 发球

发球员在发球前应先站在端线后、中点和边线的假定延长线之间的区域里，用手将球向空中任何方向抛起，在球接触地面以前，用球拍击球（仅能用一只手的运动员，可用球拍将球抛起）。球拍与球接触时，就算完成球的发送。在整个发球动作中，不得通过行走或跑动改变原站的位置，两脚只准站在规定位置，不得触及其他区域。每局先从右区端线后发球，得或失一分后换至左区；发球员第一次发球失误后，可在原发位置上进行第二次发球。每局比赛终了，发球员与接发球员互换，直至整场比赛结束。

2. 交换场地

双方应在每盘的单数局结束后，以及每盘结束双方局数之和为单数时，交换场地。

3. 失分

发生下列任何一种情况，均判失分：

（1）在球第二次着地前，未能还击过网。

（2）还击的球触及对方场区界线以外的地面、固定物或其他物件。

（3）还击空中球失败。

（4）故意用球拍触球超过一次。

（5）运动员的身体、球拍在发球期间触及球网。

（6）过网击球。

（7）抛拍击球。

4. 赛制

实行淘汰赛。一场比赛中，男子比赛除大满贯赛事和部分大师系列赛决赛采用五盘三胜制以外，均使用三盘两胜制。女子比赛全部采用三盘两胜制。

5. 计分方法

每一局中每胜 1 球得 1 分，先胜 4 分者胜 1 局；双方各得 3 分时为"平分"，平分后，净胜两分为胜 1 局。每一盘中一方先胜 6 局为胜 1 盘；双方各胜 5 局时，一方净胜两局为胜 1 盘。

在每盘的局数为 6 平时，进入决胜局。决胜局有两种计分制，分别是长盘制（一方净胜两局为胜 1 盘）和短盘制（抢七）。抢七局按以下办法执行：

（1）先得 7 分者为胜该局及该盘（若分数为 6 平时，一方须净胜两分）。

（2）首先发球员发第 1 分球,对方发第 2、3 分球,然后轮流发两分球,直到比赛结束。

（3）第 1 分球在右区发,第 2 分球在左区发,第 3 分球在右区发。

（4）每 6 分球和决胜局结束都要交换场地。

抢 7 局的报分按阿拉伯数字报,不再报 15、30、40 等,比分打到 5 ：5、6 ：6、7 ：7、8 ：8……时,需连胜两分才能决定谁为胜方。但在记分表上则统一写为 7 ：6。

🔖 实地训练

切削发球

【目标】通过实训,掌握切削发球的基本技术。

【内容】网球切削发球。

【场地】网球场。

【器材】网球拍、网球若干。

【方法与步骤】

1. 全身保持放松状态,向相应发球区侧身,眼睛注意观察对手。

2. 不论在右区或左区,右脚的脚尖都指向右网柱,两脚尖的连线指向相应的发球区。

3. 手握住球不能用力,这个动作被形象地比喻成像是手里握着一只小鸟。

4. 抛球手和握拍手同时向上,抛球并拉开球拍同步完成,尽量使身体呈弓形伸展。

5. 转身向前,前臂向下引拍。

6. 眼睛看球,后脚蹬地,手臂向上在高点挥拍击球,手腕轻轻发力。

7. 重心向前,后脚前移,随惯性自然完成动作。

8. 重复练习。

🔖 思考与练习

（1）你认为乒乓球、羽毛球、网球、篮球、排球、足球运动对身体有哪些影响?

（2）乒乓球、羽毛球、网球、篮球、排球、足球运动包含哪些基本技术?

（3）乒乓球、羽毛球、网球、篮球、排球、足球运动包含哪些基本战术?

第 六 章　武术

第一节　武术概述

一、武术简介

武术,西方人称之为"功夫",是以技击为内容,通过套路、搏斗等运动形式来增强体质、培养意志及训练格斗技能,并注重内外兼修的民族传统体育项目。2008年,武术以"特设项目"的身份出现在第29届北京奥运会上,被定名为"北京奥运会武术比赛"。

攻防技击是武术的本质属性,有踢、打、摔、拿、击、刺等技击动作,通过徒手或借助器械来表现攻防格斗能力。武术的主要运动形式为套路演练和对抗格斗,在演练上注重内外兼修、形神兼备。武术运动是在中华文化总体氛围中孕育、产生、衍化发展起来的,自然地融入了传统哲学、兵学、中医学、伦理学、气功、美学、艺术、文学和民俗学等多种传统文化思想和文化观念。

(一)武术的分类

武术按运动形式可分为三类,即常见的功法运动、套路运动和搏斗运动。

(1)功法运动。功法练习是以单个动作练习为主,以达到健体或增强某方面体能的运动,包括柔功、内功、硬功、轻功、眼功、耳功等。

通过各种专门的练习方法和手段,以达到提高肢体关节活动范围和肌肉伸展性能的目的;通过对人体内在的精、气、神及脏腑、经络、血脉等的修炼,以达到精足、气壮、神明、内脏坚实、血脉经络通畅、内壮外强的功效;使身体具有较为强健的击打、抗击打、摔跌、磕碰能力,最终达到强筋骨、壮体魄的功效。

(2)套路运动。套路运动是通过徒手或持器械表演来体现人的进攻和防守技能,以技击为主要内容,以攻守进退、动静疾徐、刚柔虚实等矛盾运动的变化规律为依据编排组合及成套练习,将人与人之间的攻防动作通过套路最大限度地表现出来。

套路运动主要包括有拳术、器械、对练、集体表演等形式。器械有"十八般兵器"之称,包括长、短、双、软和暗五种器械。

（3）搏斗运动。搏斗运动是两人在一定条件下按照规则进行斗智角力的对抗练习。目前推广的项目主要有散手、推手和短兵三项。

（二）武术的功能

武术运动形式多样，内容丰富，文化内涵博大精深，具有健身、防身、修身养性、竞技、娱乐、文化交流等多方面功能。

（1）健身健心功能。武术运动可改善心血管系统功能，促进神经系统均衡发展；增强呼吸系统功能；提高人体身体素质，协调全身运动，消耗身体多余脂肪，肌肉线条优美，从而塑造良好的体形。

（2）保健康复及养生功能。武术运动内容丰富，有五禽戏、八段锦、易筋经、太极拳等传统保健运动，坚持练习可预防疾病，康复身心，增强体质，延缓衰老，对某些慢性病的治疗亦有一定作用，也可起到延年益寿的作用。

（3）观赏审美及交流功能。武术演练具有很强的欣赏及审美价值。无论是套路表演，还是散手比赛都以恢弘的气势、优雅的定韵深受欢迎。另外还是人们切磋技艺、交流情感、增进友谊的友好平台，更是与国外友人交流的媒介，通过武术使其更充分地认识中国文化的精髓，探索东方文明的神韵。

二、武术基本功介绍

武术基本功是学习武术套路和提高武术运动技术水平的基础，包括腿功、腰功、平衡、跳跃、跌、扑、滚翻等内容。

（一）基本手型手法

1．基本手型

基本手型有拳、掌和勾三种。

（1）拳。动作要领：五指弯曲握紧，拇指扣压于食指和中指的第二指节，拳面平展（见图6—1）。

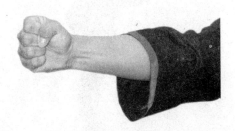

图6-1　拳动作

（2）掌。动作要领：拇指弯曲，贴靠食指指跟外侧下方，其余四指伸直并拢向后伸张（见图6—2）。

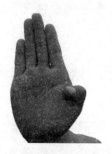

图6-2 掌动作

（3）勾。动作要领：五指撮拢，屈腕成钩形（见图6—3）。

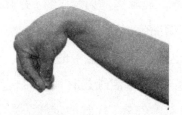

图6-3 勾动作

2．基本手法

（1）冲拳。拳从腰间旋臂向前快速出击，有前冲、侧冲、上冲等形式。

准备姿势为两脚开立与肩宽，脚尖向前，两拳收抱腰间，拳心向上，肘尖向后，挺胸收腹立腰，两眼目视前方。右拳从腰间向前迅速用力冲出，拧腰顺肩，肘关节过腰时右前臂内旋，力达拳面，臂伸直，与肩相平，同时左肘向后牵拉。可做左右臂交替冲拳练习（见图6—4）。

（2）架拳。右拳向下、向左、向上经头前向右上方划弧，同时前臂内旋架起，拳眼向左斜下方，目视左方。可做左右臂交替架拳练习（见图6—5）。

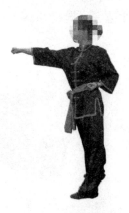

图6-4 冲拳动作

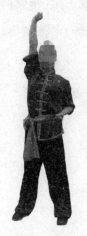

图 6-5　架拳动作

（3）砸拳。拳自上向下，先直臂后屈臂下砸为砸拳。要求拳心向上，力达拳背（见图 6—6）。

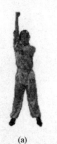 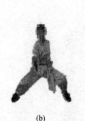

(a)　　　　　　　　(b)

图 6-6　砸拳动作

（4）推掌。掌由腰间旋臂向前立掌推击动作。右拳变掌，以掌跟为力点向前快速推出，同时前臂内旋使掌指向上，手臂伸直与肩平。推出时拧腰顺肩，同时左肘向后牵拉。左右交替练习（见图 6—7）。

（5）亮掌。右臂微屈，抖腕翻掌，将掌举于体侧或头上（见图 6—8）。

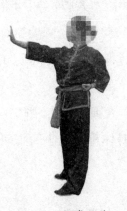 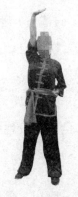

图 6-7　推掌动作　　图 6-8　亮掌动作

（6）挑掌。臂由下向上翘腕立掌上挑，挑掌时力达四指（见图6—9）。

（7）穿掌。手心向上，臂由屈到伸，沿体侧穿出，穿掌时力达指尖（见图6—10）。

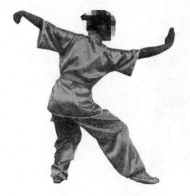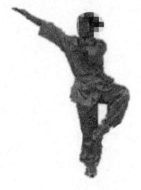

图6-9　挑掌动作　　　　　　　　　图6-10　穿掌动作

（8）劈掌。掌由上向下直臂成弧形迅速劈击，力达掌外沿（见图6—11）。

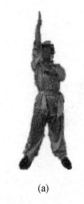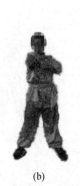

（a）　　　　　　　　　　　　　（b）

图6-11　劈掌动作

（二）基本步型步法

1．基本步型

（1）弓步。两脚前后开立一大步，相距本人脚长3~4倍，脚尖稍内扣，前腿屈膝半蹲，大腿略高于膝，膝不过脚尖；后腿挺膝伸直，脚尖朝向斜前方且稍内扣，两脚全脚掌着地；上体正对前方，屈肘抱拳，目视前方。左腿弓为左弓步，右腿弓为右弓步（见图6—12）。

（2）马步。两脚平行开立，相距约本人脚长3倍，脚尖向前，屈膝屈髋半蹲，膝不过脚尖，大腿略高于膝，全脚掌着地；身体重心落于两脚间，两手腰间抱拳，拳心向上，目视前方（见图6—13）。

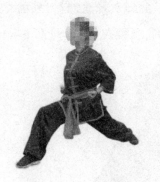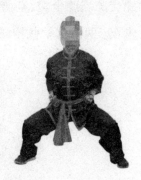

图 6-12 弓步动作　　　　　图 6-13 马步动作

（3）虚步。两脚前后站立，后脚尖外展 45°，屈膝半蹲，大腿近水平，以全脚掌着地支撑身体；前腿微屈，脚面绷直，脚尖虚点地；上体正直，两手叉腰（见图 6—14）。

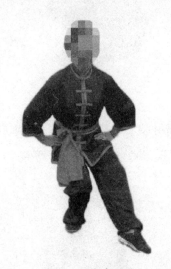

图 6-14 虚步动作

（4）仆步。两脚左右开立一大步，一腿屈膝全蹲，大腿和小腿紧靠，臀部接近小腿，膝和脚尖稍外展；另一腿伸直扑平接近地面，全脚掌着地，脚尖内扣，两手握拳收抱腰间，目视仆腿方向（见图 6—15）。

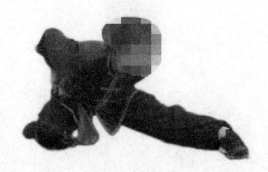

图 6-15 仆步动作

（5）歇步。两腿交叉屈膝全蹲，前脚以全脚掌着地，脚尖外展；后脚跟离地，臀部坐于小腿上，接近脚跟；两手握拳收抱腰间，目视左前方（见图6—16）。

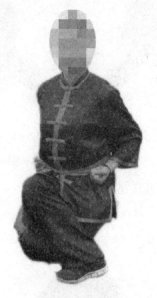

图6-16　歇步动作

（6）丁步。两腿屈膝半蹲并拢，一脚以全脚掌着地支撑身体，另一脚停在支撑脚内侧脚弓处，脚尖点地；两手握拳收抱腰间，目光平视（见图6—17）。

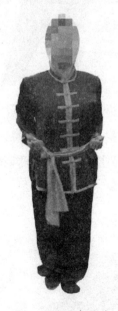

图6-17　丁步动作

2．基本步法

（1）上步。后脚向前迈步为上步。

（2）退步。前脚向后撤退为退步。

（3）盖步。一脚经另一脚前，横迈一步成两腿交叉为盖步。

（4）插步。一脚经另一脚后，横迈一步成两腿交叉为插步。

（5）行步。两腿微屈，两脚连续前行，脚落地时，由脚跟过渡到前脚掌。

（6）垫步。后脚跟离地提起，向前脚处落步，前脚立即蹬向前上方跳起，让位给后脚，在后脚前落步。

（7）跨跳步。后脚蹬地跳起，前脚前摆落地为跨跳步。

（8）踏步。一脚提起向地面踏跺，另一脚向前上步为踏步。

（三）基本肩臂练习

1．压肩

两脚开立，略宽于肩，上体前俯下压，两臂伸直，两手抓握一定高度物体，做体前屈下振压肩动作，挺胸收腹。

2．绕环

臂绕环是以肩为圆心，直臂在体侧或体前沿立圆形路线抡动。有单臂前后绕环、双臂前后左右绕环等练习形式。

3．俯卧撑

两臂伸直，两手分开宽于肩，掌心向下，指尖向前撑地，两脚前脚掌撑地使身体成俯卧姿势，并与地面保持平行。两臂同时屈肘，带动躯干一起向下压，贴近地面；伴随两臂的屈肘和伸直动作带动身体一上一下运动。可单手做俯卧撑，也可做俯卧撑胸前击掌撑地练习。

4．手倒立

两腿前后开立，上体前屈，两手分开稍宽于肩，在体前撑地，掌心向下，指尖向前，前脚蹬地，带动后脚迅速向后上方摆起；当身体重心接近支撑垂直面时，蹬地腿迅速向摆动腿并拢成倒立姿势。

（四）基本腰法

1．俯腰

两脚并拢，身体直立，两手指尖相对直臂上举，翻腕使掌心向上，目视前方。上体前屈下俯或偏向体侧，或上体后仰接近脚尖，反复振压身体若干次。要求挺膝、立背、收髋，有前俯腰、侧俯腰和后俯腰等形式（见图6—18）。

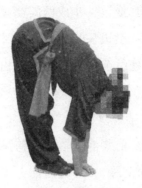

图 6-18 俯腰动作

2. 甩腰

两脚左右开立宽于肩,两臂伸直,两手成掌,以腰髋关节为支点,上体做前俯后仰的甩腰动作,两臂随之做前压和后甩动作(见图 6—19)。

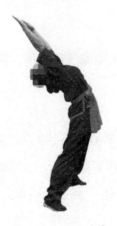

图 6-19 甩腰动作

3. 涮腰

涮腰即腰背绕环,两脚左右开立宽于肩,两臂自然下垂,以髋关节为轴,上体前倾,有一侧向另一侧绕环,两臂随之绕动。要求尽量屈体,以增大绕环幅度(见图 6—20)。

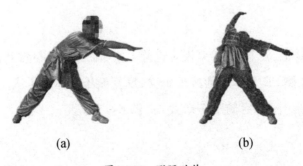

(a)   (b)

图 6-20 涮腰动作

4．下腰

下腰即拱桥，两脚左右开立宽于肩，两臂伸直上举，身体尽量后屈，挺胸、顶腰、展髋、送膝，使两手在身后撑地拱成桥形（见图6—21）。

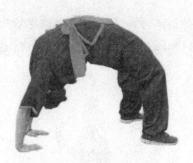

图6-21　下腰动作

（五）基本腿法

1．压腿

一脚挺直站立支撑身体重量，另一脚抬起伸直，将脚跟放在一定高度的物体上，通过上体反复向前下压或两手向下压膝来拉长被压腿各关节的肌肉和韧带。有正压腿、侧压腿、后压腿、仆步压腿等练习形式。

2．劈叉

两手扶地，将两条腿前后或左右分开成一条直线，保持脚尖上翘。要求挺胸、立腰、两腿伸直。有纵劈叉和横劈叉两种练习形式。

3．踢腿

两臂侧平举或叉腰，一腿支撑，另一腿脚尖绷紧向正前方或侧方直踢或侧踢。要求挺胸、立背、平肩收胯、脚尖绷直，踢起时要有加速度。有正踢腿和侧踢腿两种形式。

4．摆腿

并步站立，两臂侧平举，立掌，一腿支撑地面，另一腿向侧前上方举步，脚尖勾紧，可经面前由内向外侧外摆或由外侧向内内收。要求直背、平肩、松胯，有外摆腿和内合腿两种形式。

5．弹腿

并步站立，一脚上半步，伸直或稍屈膝，另一腿提起屈膝，大腿与地面平行，脚面绷直；注意提膝近水平时迅速向前弹击。要求立腰、收胯、脚尖绷直。

6．踹腿

两腿前后交叉，一脚在前，稍屈膝，另一腿提起屈膝、脚内扣，脚底用力向侧上方猛力踹出。

（六）基本平衡动作

1. 提膝平衡

提膝平衡即一腿伸直支撑身体，另一腿屈膝在体前尽量上提，脚尖向下，脚背绷紧扣于另一腿前。一手在头前上方抖腕成亮掌，另一手在体侧成勾手，目视前方（见图6—22）。

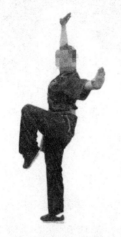

图6-22　提膝平衡动作示意图

2. 燕式平衡

燕式平衡即一腿伸直支撑身体，另一腿屈膝提起，脚尖向下，脚背绷紧，两臂在胸前交叉，掌心向内，目视前方。上体前俯，略高于水平，抬头、挺胸、展腰，提膝腿伸直向后上方举起，脚面绷紧高于水平，两掌向两侧分开成侧平举，目视前下方（见图6—23）。

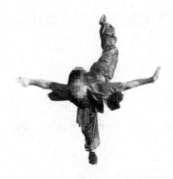

图6-23　燕式平衡动作示意图

（七）基本跳跃动作

1. 腾空飞脚

腾空飞脚即两脚并拢，身体直立，两手握拳收于腰间，目视前方。左腿向前摆动，右脚蹬地跳起,身体悬空,在空中右脚向前踢出,脚尖绷直,右手拍击右脚面,左手成勾手后上举,即蹬、摆、踢、拍四个连贯动作。

2. 旋风脚

两脚开立,两腿略蹲,两臂由右向左上方抡摆,重心移至右脚,左脚提起向外摆动,上体向左上方旋转,右脚蹬地跳起,在空中身体旋转一周,右脚做内合腿,左手拍击右脚掌,要求转体至少270°。

3. 腾空外摆脚

两脚开立,右脚上步,脚外展,左腿向右前方踢起、摆扣,右脚蹬地右旋跳起,身体悬空向右转,在空中右腿外摆,两手先左后右拍击右脚外侧。

4. 旋子

旋子即两脚并拢,身体直立,两手握拳收于腰间,目视前方。身体左转,左脚向前上一步,右臂屈肘前摆;右脚向前一大步,脚尖内扣,身体左转90°;左脚顺势在右脚后方插步,身体继续左转并下俯,左脚迅速蹬地跳起,右腿伸直向右上方摆起;身体继续上腾起膝,向右后方旋转,两臂伸直平举,形同燕子飞;右脚先落地,随旋转惯性身体继续左转,左腿随之摆动落地。

第二节　拳术

一、拳术简介

拳术是以拳、掌、勾为其主要手型和以弓步、马步、仆步、虚步、歇步为其基本步型,并由蹿蹦跳跃、闪展腾挪、起伏转折和跌扑滚翻等动作和技术组成的姿势舒展、动作灵活、快速有力、节奏鲜明的武术运动。

(一)拳术的分类

拳术门类较多,如查拳、花拳、少林拳、华拳、炮捶、洪拳等。

拳种有南北两派之称,流行于南方的拳术偏重手法,以灵活多变、巧打突击为主;北方拳术则偏重于腿法,以放长击远、狠打猛攻为主,因此又称"南拳北腿"。

(二)拳术的特点

拳术的基本特点是姿势舒展大方,动作刚健飘洒、勇猛快速;出手长,进步疾,飞腾高,跳跃远;刚柔相济,快慢相间,动迅静定,节奏分明。

拳术技术讲究四击、八法、十二形。

（1）四击。四击指武术中踢、打、摔、拿四种技法。

（2）八法。八法指手、眼、身法、步、精神、气、力、功。即拳如流星眼似电，身要灵活步要稳，精力充沛气要沉，力要顺达功要深。

（3）十二形。十二形指长拳的 12 种动静之势。以事物的 12 种形象来比喻 12 种动静之势，借此作为规范化的格式对技术提出要求，即动如涛，静如岳，起如猿，落如鹊，立如鸡，站如松，转如轮，折如弓，轻如叶，重如铁，缓如鹰，快如风。

二、拳术的基本技法

五步拳是学习拳术的入门基础。下面以五步拳为例介绍几种动作套路。

（1）预备式。双脚并拢，双手握拳抱于腰间，双肘后顶，向左摆头，目视左前方（见图 6—24）。

（2）弓步冲拳。左脚向左横跨一步成马步，同时左拳变掌向左搂出，虎口撑开，掌指朝上，目视左方。左掌变拳收抱腰间，拳心朝上；马步向左拧腰转胯成左弓步，右拳同时内旋击出，拳心向下，力达拳面（见图 6—25）。

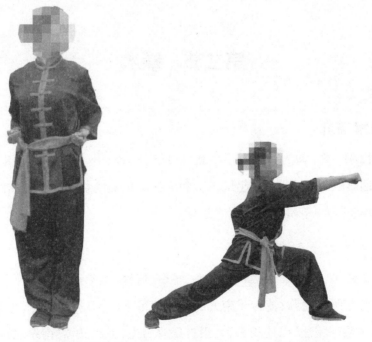

图 6-24　预备式　　　　　图 6-25　弓步冲拳动作

（3）弹踢冲拳。右拳外旋收回腰间，拳心向上；左拳拧旋击出，同时右脚向前弹出，脚面绷平，力达脚尖；左拳拳心向下，上体直立，目视前方（见图 6—26）。

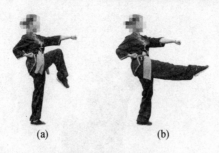

图 6-26 弹踢冲拳动作

（4）马步架打。右脚前落成马步，左手变掌向上撩架，右拳向前击出成平拳，眼看右方（见图 6—27）。

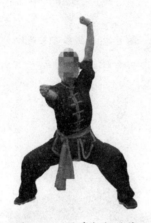

图 6-27 马步架打动作

（5）歇步盖打。向左转身，左脚后撤右脚后，左掌变拳收回腰间，右拳变掌从上向左下横盖，目视前方。下蹲成右歇步，右掌变拳收回腰间，左拳平拳击出，目视前方（见图 6—28）。

（6）提膝穿掌。左拳变掌下横盖，起身右腿直立，左脚提膝，右拳变掌从腰间向右上方穿出（见图 6—29）。

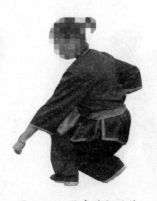

图 6-28 歇步盖打动作

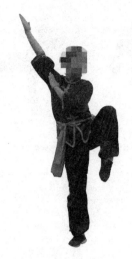

图 6-29　提膝穿掌动作

（7）仆步穿掌。左脚向左落步成左仆步，左掌向左下方穿出，目视左方（见图6—30）。

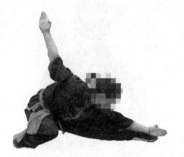

图 6-30　仆步穿掌动作

（8）虚步挑掌。右脚向前上步成右虚步，左掌顺势向上向后成下勾手；右掌向前向上挑出，掌指向上，右肘微曲，目视前方（见图6—31）。

（9）收势。左脚向右脚并拢，双手变拳收回腰间；向左摆头，目视左前方（见图6—32）。

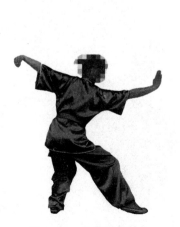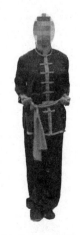

图 6-31　虚步挑掌动作　　　图 6-32　收势

第三节　剑术

一、剑术简介

剑（rapier）属武术短器械的一种，系由古兵器演化而来。早在新石器时代就有体积很小的石刃骨剑，西周时期出现了形制尚不完备的青铜短剑，春秋战国时期出现了铁制剑。此后在战场上，刀逐渐取代了剑的格杀作用。剑术在几千年的发展历程中，始终是沿着相击格斗和舞练形式发展的。

剑术套路极其丰富，有三才剑、七星剑、八仙剑、十三剑、峨眉剑、青萍剑、达摩剑、通背剑、太极剑等套路。就其剑术体势而言，可分功架剑、行剑、绵剑、醉剑；就其穗长分为长穗剑和短穗剑。

剑术运动的特点是轻快敏捷，潇洒飘逸，富有韵律感。

二、剑术基本技法

剑术基本技法包括以下几种动作：

（1）持剑。掌心贴近护手，食指伸直附掌于剑柄，拇指为一侧，其余手指于另一侧，直腕扣握护手，剑脊贴近前臂后侧。

① 左手持剑法。拇指由护手方向下，与小指、中指和无名指由护手下向上将护手握紧，食指伸直附于剑把上，剑身贴于左臂后侧。

② 右手持剑法。拇指和食指靠近护手握紧，其余三指松握，用拇指指节和外掌缘控制剑（见图 6—33）。

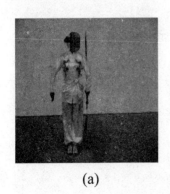
(a)

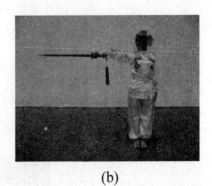
(b)

图 6-33　持剑动作

（2）握剑。五指握拢剑柄，虎口靠近护手，剑刃须与虎口相对（见图 6—34）。

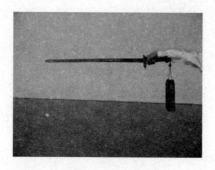

图 6-34　握剑动作

（3）刺剑。立剑或平剑向前直出为刺（见图 6-35）。

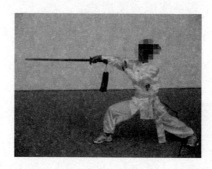

图 6-35　刺剑动作

（4）劈剑。抡劈剑贴沿身体左右侧绕一立圆（见图 6-36）。

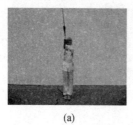

(a)

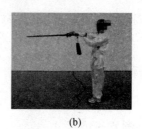

(b)

图 6-36　劈剑动作

（5）斩剑。平剑向左（右）横击，高度在头与肩之间为斩（见图 6-37）。

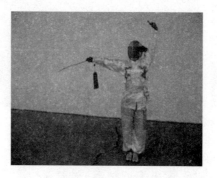

图 6-37　斩剑动作

（6）点剑。立剑，提腕，使剑尖猛向前下为点（见图6－38）。

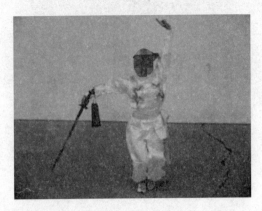

图6-38 点剑动作

（7）挂剑。立剑，剑尖向前向上或向后向下为挂（见图6－39）。

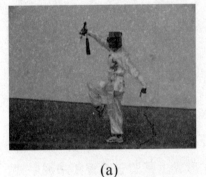

(a)

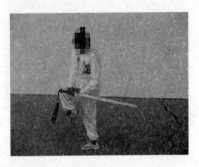

(b)

图6-39 挂剑动作

（8）崩剑。立剑，沉腕，使剑尖猛向前上为崩（见图6－40）。

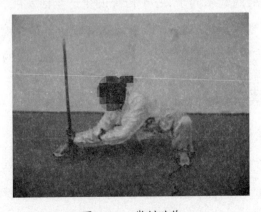

图6-40 崩剑动作

（9）剑指。食指和中指尽量伸直，无名指和小指屈于手心，拇指压住无名指和小指（见图6－41）。

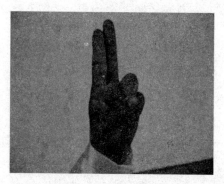

图 6-41　剑指动作

（10）剪腕花。立剑,在臂左右两侧向前下贴身立圆绕环。

（11）撩腕花。立剑,在臂左右两侧向前上贴身立圆绕环。

第四节　散打

一、散打概述

散打（free combat）,历史上称为相搏、手搏、拍张、手战、抢手、拆手等,是两人按照一定规则条件限制,应用武术中的踢、打、摔及防守技术进行徒手对抗的现代竞技体育项目。散打是武术运动的最高表现形式,其动作形成也是源于千百年来徒手搏杀技法的精华,在防身抗暴等方面有重要的使用价值。

散打是中华武术的精华,具有独特的民族风格,在民间广为流传且深受人民群众喜爱。散打起源及发展同武术同步,源于传统的生产生活实践,直至演化成为华夏民族灿烂文化遗产中的瑰宝。散打运动具有高度的格斗搏击性能和攻防作用,有攻必有防,在攻防矛盾对抗中,培养机智顽强、灵活敏捷、勇敢果断的意志品质。

二、散打基本技术

（一）基本实战姿势

两脚前后开立,左脚在前,脚尖稍内扣;右脚在后,脚尖外展稍抬起,屈膝;左臂上臂与前臂弯曲约 90°;拳与下颌平,拳心斜向下方;右臂上臂与前臂弯曲夹角小于 90°,肘部下垂;右拳置于胸前,拳心斜向左下方,上体稍向前,双脚时刻保持弹性制动（见图 6—42）。

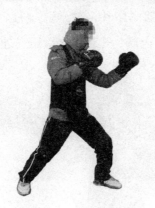

图 6-42 基本实战姿势

（二）基本步法

（1）上步。右脚提起向前上一步，身体左转，左脚以前脚掌为轴内转，左右拳前后交换成基本姿势。

（2）撤步。左脚提起向后撤一步，身体左转，右脚以前脚掌为轴外转，左右拳前后交换成基本姿势。

（3）进步。身体重心前移，左脚擦地向前滑行一步，右脚随即跟进，上体姿势不变。

（4）退步。身体重心后移，右脚擦地向后滑行一步，左脚随即后退，上体姿势不变。

（5）侧跨步。左脚向左侧横跨一步，右脚脚内侧蹬地，迅速向左侧横跨跟进同样距离。

（6）垫步。右脚蹬地向左脚并拢，同时左脚屈膝提起向前落步，还原成实战式。

（7）盖步。右脚经左脚前上步，脚尖外摆，两腿成交叉状，左脚向前上步，还原到基本姿势。

（三）基本拳法

（1）冲拳。右脚蹬地，身体重心微向左脚移动，上体略向右；左肩前顶，左拳内旋向前直线冲出。击打瞬间拳头突然握紧，力达拳面；右拳自然收于下颌前；左拳出击后迅速还原（见图 6—43）。

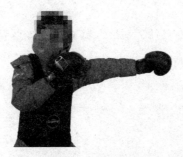

图 6-43 冲拳动作

（2）贯拳。右脚微后蹬并向内扣转，收胯转腰，右拳向外、前、里横贯；臂微屈，力达拳面；左拳屈臂回收至右肩内侧；贯拳击出后迅速还原（见图6—44）。

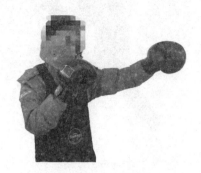

图6-44　贯拳动作

（3）平勾拳。上体微向左转，右拳向左前方屈肘弧线平勾击打，拳心向内、下，力达拳面；左拳自然收于胸前；右拳出击后迅速还原（见图6—45）。

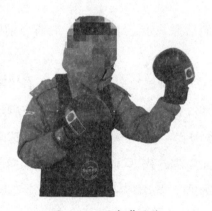

图6-45　平勾拳动作

（四）基本肘法

以右侧击肘为例。

（1）顶肘。上体微左转，含胸扣肩，右肘抬起盘于胸前，拳心朝下；随即右脚向前进一步，左脚跟滑半步，以肘尖为力点直线向前顶撞；左手推顶右拳面以助发力。顶肘后迅速还原。

（2）横击肘。右脚蹬地，身体左转，右臂屈肘，掌心向下，向右侧水平抬起，以肘关节前臂端为力点向左前方横击；左拳自然收于下颌前。击肘后迅速还原。

（五）基本腿法

以右腿法为例。

（1）铲腿。左腿支撑身体，脚尖外展；右腿屈膝提起，脚尖内扣，随之由屈到伸，以脚外侧缘为力点向前下方铲击。铲腿后迅速还原。

（2）横踢腿。左腿支撑身体，上体微左转，左脚跟里转，右腿合跨屈膝上提；右脚经外向斜上、里横踢，脚面平，力达脚背后端；两手收至胸前。横踢后迅速还原。

（3）蹬腿。左腿支撑身体，右腿屈膝上提，伸髋挺膝，右脚直线向前蹬出，脚尖朝上，力达脚底或前脚掌；两拳屈臂回收至胸前。蹬出后迅速还原。

（4）侧踹腿。左腿支撑身体，脚尖外展，右腿屈膝提起，脚掌内扣，右腿由屈到伸，以全脚掌为力点向前方踹出。踹脚后迅速还原。

（六）基本摔法

以甲乙双方为例。

（1）夹颈过背。甲乙双方由基本姿势开始。甲以左直拳击乙头部。乙用前臂格挡甲左前臂，左臂由甲左肩穿过，屈臂夹甲颈部，右脚插步与左脚平行，屈膝，身体右转，以左侧髋部紧贴甲前身，两腿蹬伸，向下弓腰、低头将甲背起后摔倒。夹颈过背多用于防守冲、贯拳击头部时反击或主动进攻。

（2）插肩过背。甲用右贯拳击乙头部。乙向前上步，左闪身，左臂由甲腋下穿过，右手推拍甲右前臂，两腿蹬直，向下弓腰、低头，左上臂插抱甲右腋下将甲摔倒。插肩过背用于防守冲、贯拳对头部攻击时，闪躲反击。

（3）抱腰过背。甲用右贯拳击乙头部。乙向前上半步，右闪身，左臂由甲右臂下穿过，左手抱甲腰部，右手拍挡甲左拳，退右步，屈膝后蹬直，向下弓腰，低头将甲摔倒。抱腰过背用于防守冲、贯拳击打头部时的反击。

（4）抱腿前顶。甲出拳击乙头部。乙左上步，下躲闪身，两手抱甲双腿，屈肘，两手用力回拉，用左肩前顶甲大腿或腹部，将甲摔倒。抱腿前顶用于主动进攻或防守反击。

🔖 思考与练习

（1）试述武术的形式、功能及特点。

（2）武术基本的手法有哪些形式？

（3）武术基本的腿法有哪些形式？

（4）剑术有哪些基本运动方法？

（5）拳术有几种分类方法？其特点是什么？

（6）简述散打的基本手法和步法特点。

参 考 文 献

[1] 邱金昌,刘海滨.体育与健康 [M].北京:科学出版社,2012.

[2] 邹克扬,贾敏.运动性损伤治疗 [M].北京:北京师范大学出版社,2009.

[3] 张培峰,王小安.现代篮球运动 [M].北京:人民体育出版社,2012.

[4] 郭晓伟.现代足球训练理念与实践 [M].北京:中国书籍出版社,2014.

[5] 虞重干.排球运动教程 [M].北京:人民体育出版社,2014.

[6] 刘仁健.羽毛球 [M].北京:科学出版社,2010.

[7] 虞力宏.网球运动 [M].杭州:浙江大学出版社,2015.

[8] 黄宽柔,姜桂萍.健美操·体育舞蹈 [M].北京:高等教育出版社,2006.

[9] 傅遐龄.大学体育教程 [M].北京:人民邮电出版社,2012.

[10] 刘卫军.跆拳道 [M].北京:北京体育大学出版社,2014.

[11] 刘安兵.校园健身太极拳教程 [M].南京:河海大学出版社,2019.

[12] 袁龙.体育与健康 [M].上海:上海交通大学出版社,2018.

[13] 钱立.健康中国 [M].长春:吉林科学技术出版社,2019.

[14] 易锋,刘德华.体育健身原理与方法 [M].苏州:苏州大学出版社,2019.

[15] 曾澎,温伟,习星.生命因运动精彩 大学体育教程 [M].上海:上海交通大学出版社,2019.

[16] 王秦英,等.健康中国背景下运动健康促进的理论与方法研究 [M].徐州:中国矿业大学出版社,2018.

[17] 丁轶建,徐希.竞技手球运动科学探索与实践 [M].北京:北京理工大学出版社,2019.

[18] 张钧,何进胜.运动健康管理 [M].上海:复旦大学出版社,2019.

[19] 孙强.篮球运动与体育健身研究 [M].广州:广东旅游出版社,2018.

[20] 孙宝国.大学生体质现状与健身意识提高研究 [M].北京:中国纺织出版社,2018.